Les lymphomes non hodgkiniens

ISBN : 978-2-7420-0646-5
ISSN : 1264-7527

Éditions John Libbey Eurotext
127, avenue de la République
92120 Montrouge, France
Tél. : 01 46 73 06 60
e-mail : contact@jle.com
http://www.jle.com

John Libbey Eurotext
42-46 High Street
Esher, Surrey
KT10 9KY
United Kingdom

Illustration de couverture
Survie globale dans l'étude du GELA LNH-98-5
(Coiffier *et al.* ASCO 2007)

Les lymphomes non hodgkiniens

Christian Gisselbrecht

Collection dirigée par Bruno Varet

Hématologie

COLLECTION FMC

sfh

Société Française d'Hematologie

John Libbey EUROTEXT

Auteurs ayant participé à cette monographie

- Christian Gisselbrecht
Service d'Hématologie
Hôpital Saint-Louis
1, avenue Claude Vellefaux
75475 Paris Cedex

- André Bosly
Service d'Hématologie
Université catholique de Louvain
Mont Godinne
1, avenue G. Therasse
5530 Yvoir, Belgique

- Paule-Marie Carli
Service d'Hématologie biologique
CHU de Dijon
2, boulevard de Lattre de Tassigny
21034 Dijon Cedex

- Bertrand Coiffier
Service d'Hématologie
CHU Lyon-Sud
165, chemin du Grand Revoyet
69495 Pierre-Bénite

- Marie-Hélène Delfau-Larue
Service d'Immunologie biologique
Hôpital Henri Mondor
51, avenue de Lattre de Tassigny
94010 Créteil

- Isabelle Dervitte
Service d'Hématologie
CH de Lens
99, route de la Bassée
62307 Lens

- Pierre Feugier
Service d'Hématologie
CHU Brabois
Allée du Morvant
54511 Vandœuvre-les-Nancy

- Philippe Gaulard
Service d'Anatomie pathologique
Hôpital Henri Mondor
51, avenue de Lattre de Tassigny
94010 Créteil

- Corinne Haioun
Service d'Hématologie
Hôpital Henri Mondor
51, avenue de Lattre de Tassigny
94010 Créteil

- Marc Maynadié
Service d'Hématologie biologique
CHU de Dijon
2, boulevard de Lattre de Tassigny
21034 Dijon Cedex

- Pierre Morel
Service d'Hématologie
CH de Lens
99, route de la Bassée
62307 Lens

- Nicolas Mounier
Service d'Onco-hématologie
CHU de Nice-L'Archet
151, route de Saint-Antoine-Ginestière
06000 Nice

- Eric Rosenthal
Service d'Onco-hématologie
CHU de Nice-L'Archet
151, route de Saint-Antoine-Ginestière
06000 Nice

- Gilles Salles
Service d'Hématologie
CHU Lyon-Sud
165, chemin du Grand Revoyet
69495 Pierre-Bénite

- David Sibon
Service d'Hémato-oncologie
Hôpital Saint-Louis
1, avenue Claude Vellefaux
75475 Paris Cedex

- Catherine Thieblemont
Service d'Hématologie
Hôpital Saint-Louis
1, avenue Claude Vellefaux
75475 Paris Cedex

- Hervé Tilly
Service d'Hématologie
Centre Henri Becquerel
Rue d'Amiens
76038 Rouen Cedex

Les lymphomes non hodgkiniens

Christian Gisselbrecht

Sommaire

Hématologie

COLLECTION FMC

sfh

Société Française d'Hematologie

Collection dirigée par Bruno Varet

Avant-propos

Cette monographie consacrée aux lymphomes non hodgkiniens est la deuxième édition et garde le même esprit : informer les onco-hématologistes qui prennent en charge les lymphomes et participer à la formation des spécialistes. Elle est une synthèse des acquisitions récentes, mais aussi un guide de la pratique pour le clinicien et les pathobiologistes. Les différents chapitres ont été conservés et refondus. Le chemin parcouru depuis l'année 2000 de la première édition est impressionnant dans tous les domaines.

Sur le plan épidémiologique, l'accroissement du nombre de lymphomes semble se stabiliser depuis 2005 et de nombreux facteurs favorisant leur survenue ont été isolés avec une place particulière pour les agents infectieux et environnementaux. La classification anatomopathologique OMS est fort heureusement restée assez stable, car il était prévu qu'elle puisse s'enrichir de la biologie moléculaire et des études des profils génomiques des tumeurs. Cela a permis de clarifier certaines entités cliniques et anatomopathologiques dans une discipline que l'on appelle peu à peu pathobiologie. Les zones de recoupement entre les différentes entités de lymphomes deviennent claires, par exemple entre le lymphome de Hodgkin du médiastin et le lymphome B diffus à grandes cellules du médiastin. Le temps n'est plus très loin où le diagnostic d'un lymphome sera fait par le pathologiste qui verra les cellules et les fera décrypter par des puces diagnostiques. Ce qu'apporte de plus l'analyse génomique des tumeurs est non seulement l'isolement de certains gènes mais leur agencement dans les voies de signalisation de tumeurs. Par là même, l'étude des voies de dérèglement permet d'élaborer des thérapeutiques beaucoup plus ciblées.

Sur le plan clinique, la modification majeure pour le bilan d'extension et le suivi est l'arrivée du Tep-Scan, qui permet d'affiner, au diagnostic, l'extension de la maladie en un seul examen pour la plupart des sous-groupes de lymphomes, et de suivre, pour les lymphomes diffus à grandes cellules, l'évolution sous thérapeutique. La perte rapide de l'avidité à capter le 18 FDG s'associe à la mise en rémission complète avec une diminution des risques de rechute. Beaucoup de travaux restent à faire pour préciser les meilleures modalités d'utilisation à toutes les étapes de la maladie et comment définir des stratégies adaptées.

La thérapeutique a été bouleversée par l'introduction des anticorps monoclonaux humanisés anti-CD20 dans tous les lymphomes B. Ils sont actifs seuls avec une toxicité minimale, mais la plus grande surprise a été de découvrir qu'ils potentialisent l'effet de la chimiothérapie en augmentant de 10 % à 20 % les taux de rémission complète, la durée de rémission dans presque tous les types de lymphomes B. Ils améliorent dans les mêmes proportions les taux de guérison dans les lymphomes diffus à grandes cellules. L'administration prolongée permet, pour les lymphomes folliculaires, de maintenir la rémission. Qu'ils soient radioactifs ou non, ils s'intègrent facilement dans les séquences d'intensification thérapeutique avec autogreffe.

L'arrivée de tous ces moyens permet d'aborder ces maladies comme étant plus chroniques que ce l'on croyait, avec la multiplicité des traitements qui se succèdent lors des différentes phases évolutives. La traduction de ces progrès est une amélioration globale de la survie des lymphomes B, objectivée sur les registres épidémiologiques dans les pays développés.

Toutes les stratégies thérapeutiques ont été fondamentalement modifiées à partir d'études randomisées menées principalement en Europe avec les grands groupes coopérateurs académiques français et allemands. Cela a permis aux malades d'avoir accès relativement rapidement aux nouveaux médicaments, certes coûteux, mais dont ils ont tiré bénéfice. Ces études, qui deviennent de plus en plus onéreuses sur le plan réglementaire, sont nécessaires et demandent une grande coordination entre les différentes disciplines et équipes.

La formation du clinicien nécessite plus que jamais une bonne connaissance de la façon dont elles sont réalisées ainsi que des méthodologies employées.

Les progrès à venir vont dépendre de l'arrivée de nouveaux médicaments plus ciblés sur les voies connues, ou à découvrir, de la cancérogenèse. L'amélioration de l'efficacité des anticorps monoclonaux se poursuivra, en offrant un espace remarquable de développement pour les nouvelles technologies. Enfin, on voit s'approcher les premières études sur les vaccinations antitumorales dans les lymphomes de phénotype B. On peut espérer que des progrès seront faits dans le traitement des lymphomes T, qui reste un des problèmes thérapeutiques majeurs malgré la rareté de ces lymphomes.

Lorsque l'on m'a proposé de reprendre la monographie après la disparition brutale de Félix Reyes, j'étais inquiet sur l'intérêt d'un livre en français sur papier au moment où tout se distribue par internet en Anglais. J'ai accepté, pour que ce livre soit un témoignage écrit par les spécialistes éminents qui ont construit le Groupe coopérateur d'étude des lymphomes de l'adulte (GELA) depuis vingt ans. En rédigeant cet avant-propos, je repense à Félix, son humour, sa joie de vivre dans la musique, tout en restant le grand professionnel lorsqu'il animait notre groupe comme président.

Christian Gisselbrecht

Paule-Marie Carli[1,2], Marc Maynadié[1,2]

[1] Faculté de Médecine, Registre des Hémopathies malignes de Côte-d'Or, Dijon
[2] Service d'Hématologie biologique, CHU de Dijon

Épidémiologie des hémopathies lymphoïdes matures

La classification OMS [1] a permis d'unifier et de rationaliser les différentes classifications des hémopathies lymphoïdes en distinguant les proliférations B ou T développées à partir des cellules précurseurs de celles développées à partir de cellules matures. Dans cette dernière catégorie, la classification distingue plus de vingt entités différentes dont la plupart étaient considérées comme des lymphomes non hodgkiniens selon l'ancienne habitude nosologique. Nous aborderons ici ces lymphomes non hodgkiniens B et T mais également les leucémies lymphoïdes chroniques qui sont considérées maintenant comme des lymphomes lymphocytiques, et les myélomes multiples qui font partie des hémopathies développées à partir de cellules matures. Nous n'aborderons pas, bien sûr, les leucémies aiguës lymphoblastiques, ni les lymphomes lymphoblastiques qui leur sont associés. Nous n'aborderons pas non plus les lymphomes de Hodgkin qui constituent une catégorie très particulière d'hémopathies lymphoïdes B ni la leucémie à tricholeucocytes en raison de sa trop faible incidence et du peu d'études qui lui sont consacrées.

La 3e édition de la Classification internationale des maladies en oncologie (CIM-O-3) [2] a appliqué de très près les recommandations de la nouvelle classification OMS, ce qui devrait permettre de comparer les données cliniques et épidémiologiques.

Nous présenterons successivement l'incidence, son évolution au cours du temps, la survie pour chaque sous-type et les facteurs de risque déjà identifiés, en sachant que l'étiologie reste encore très méconnue. Les données présentées sont statistiquement significatives, sauf mention particulière.

Que sait-on de l'incidence du lymphome non hodgkinien ?

Les données d'incidence proviennent des registres généraux de cancers qui sont actuellement au nombre de trois cents environ, parmi lesquels nous avons sélectionné les exemples de la *Figure 1* [3]. Celui de la Côte-d'Or est le premier spécialisé en hématologie [4]. En France, le réseau FRANCIM comprend des registres généraux de cancers de quatorze départements français, couvrant environ 10 % de la population, parmi lesquels le registre spécialisé de Côte-d'Or et deux autres registres spécialisés plus récents (Basse Normandie et Gironde). Les données FRANCIM [5] ne couvrant pas la même période 1993-1997, nous avons donné les taux équidistants de l'année 1995.

Lymphome non hodgkinien

Au début des années 1990, des rapports ont indiqué que le lymphome non hodgkinien était l'une des maladies malignes dont l'incidence augmentait le plus rapidement au cours du temps et ce partout dans le monde [6, 7]. Actuellement, le lymphome non hodgkinien est devenu l'hémopathie maligne (HM) la plus fréquente et se situe au 8e rang des cancers dans l'Union européenne [8].

La répartition est inégale à travers le monde. Les taux les plus élevés sont observés en Amérique du Nord et en Australie, les plus bas en Asie et Amérique du Sud ; les taux français sont dans une position intermédiaire comme le montre la *Figure 1* pour la période 1993-1997 [3] : 11,1 pour l'homme et 6,7 pour la femme (données FRANCIM).

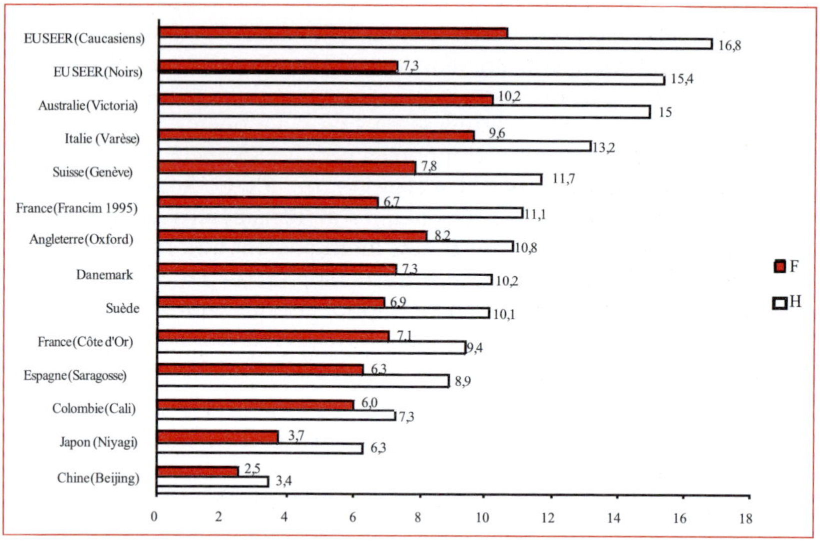

Figure 1. Incidence du lymphome non hodgkinien dans le monde (CIV 1993-1997 ; FRANCIM 1995) [3, 5]. Taux standardisés à la population mondiale pour 100 000 habitants/an.

La répartition des lymphomes non hodgkiniens par type morphologique est sensiblement la même en Europe et aux États-Unis. Le lymphome non hodgkinien B diffus à grandes cellules, la plus fréquente des hémopathies lymphoïdes, représente 23 % des cas, suivi par la leucémie lymphoïde chronique : 17 %, le myélome multiple : 17 % et le lymphome folliculaire : 12 % [9].

Partout dans le monde existe une prédominance masculine. Le *sex ratio* est en général d'environ 1,5/1.

Aux États-Unis où le facteur racial est pris en compte, les taux du lymphome non hodgkinien sont plus élevés dans la population blanche que dans la population noire [10].

En France, l'âge médian au diagnostic en 2000 était de 64 ans chez l'homme et de 70 ans chez la femme. Le taux d'incidence est faible avant 40 ans, il augmente progressivement avec l'âge et atteint son maximum à 90 ans. Entre 1978 et 2000, une augmentation de l'incidence est observée dans les deux sexes. Le taux annuel moyen d'évolution est de + 3,8 % chez l'homme et de 3,5 % chez la femme [5].

Dans le monde, il existe de grandes différences de répartition géographique des différents types de lymphomes : alors que les lymphomes folliculaires et diffus à grandes cellules B sont prédominants dans les pays occidentaux, les lymphomes T, souvent agressifs, sont fréquents en Asie et les lymphomes de Burkitt en Afrique.

Différentes localisations lymphomateuses au diagnostic

La localisation ganglionnaire est de loin la plus fréquente, puisqu'elle est retrouvée dans 60 % des cas environ. Elle est isolée dans 35 % des cas et accompagnée d'une autre localisation dans 29 % des cas. Les principales formes extraganglionnaires, pures ou concomitantes d'une localisation ganglionnaire, touchent de façon sensiblement équivalente la moelle osseuse, la région ORL, le tractus digestif ou la peau [11].

Évolution de l'incidence

L'augmentation de l'incidence a été observée partout dans le monde comme l'attestent de nombreuses revues de publications récentes, aboutissant à un doublement de l'incidence ces trois dernières décades [12-15] et les changements de classification au cours du temps n'offrent qu'une explication marginale à cette augmentation.

Une étude européenne effectuée dans sept pays a analysé cette augmentation de l'incidence par sous-types, en se basant, pour les cas enregistrés entre 1985 et 1992, sur la classification REAL : ce sont les lymphomes folliculaires, les lymphomes B extraganglionnaires et les lymphomes T ganglionnaires qui augmentent significativement, alors que, pour les lymphomes diffus à grandes cellules, cette augmentation n'est pas significative [16].

■ Leucémie lymphoïde chronique

La leucémie lymphoïde chronique est maintenant considérée comme un lymphome lymphocytique avec envahissement médullaire et phase circulante avec plus de 4 000 lymphocytes malins/mm^3.

Comme pour les lymphomes non hodgkiniens, l'incidence de la leucémie lymphoïde chronique est inégale à travers le monde et suit à peu près les mêmes variations géographiques, la France se situant dans une position intermédiaire avec des taux de 2,4 pour l'homme et de 1,6 pour la femme, excepté en Côte-d'Or avec un fort taux qui avait fait l'objet d'un rapport en 1986, ce qui met l'accent sur les difficultés de classification et de recueil des données des hémopathies dans les registres généraux [17] (*Figure 2*).

En France, la leucémie lymphoïde chronique n'existe pas avant 30 ans, son incidence croît avec l'âge à partir de 45 ans pour atteindre un taux maximal à 90 ans. Contrairement au sous-groupe des lymphomes non hodgkiniens, l'incidence au cours du temps décroît dans la leucémie lymphoïde chronique de – 1,5 % par an chez l'homme, alors qu'elle est stable chez la femme.

Aux États-Unis, une étude par origine raciale montre que la leucémie lymphoïde chronique chez les Blancs non hispaniques est 2,3 fois plus fréquente que chez les Hispaniques et 1,5 fois plus fréquente que chez les Noirs [18].

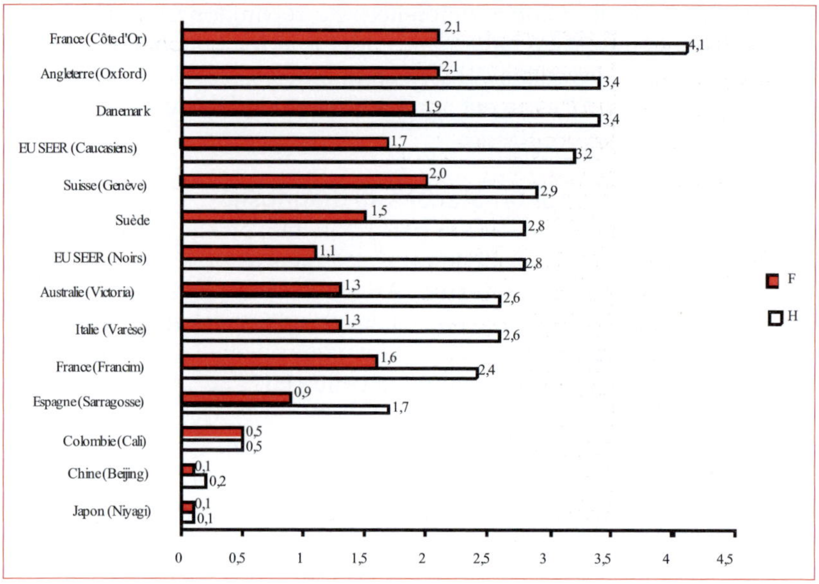

Figure 2. Incidence de la leucémie lymphoïde chronique dans le monde (CIV 1993-1997 ; FRANCIM 1995) [3, 5]. Taux standardisés à la population mondiale pour 100 000 habitants/an.

Myélome multiple

Le myélome multiple est souvent associé à la maladie de Waldenström et les maladies immunoprolifératives dans les études antérieures à 2000.

Son taux d'incidence en France est de 4,0 chez l'homme et de 2,5 chez la femme. Ces taux se situent également à un niveau intermédiaire dans le monde. Aux États-Unis, il faut noter une très forte prédominance chez les Noirs (plus du double) (*Figure 3*). Le *sex ratio* montre partout une prédominance masculine. En France, l'âge médian est de 70 ans chez l'homme et de 74 ans chez la femme. L'incidence augmente à partir de 30 ans, progressivement, pour atteindre un taux maximal à 90 ans. Au cours du temps, les taux augmentent : de 2,6 % par an chez l'homme et de 2,0 % chez la femme [5].

Quelles sont les données de survie ?

Les données de survie provenant de registres de populations présentent l'intérêt de fournir des données non sélectionnées. Les données du réseau FRANCIM ont été analysées chez les patients enregistrés entre 1989 et 1997 avec un suivi jusqu'en 2002 [19]. Les données à l'échelle européenne sont fournies par les registres de vingt-deux pays, regroupées dans l'étude EUROCARE pendant la période 1990-1994 [20]. Aux États-Unis, les données du programme SEER regroupent neuf registres pour la période plus récente 1996-2003. Toutes ces données sont exprimées en survie relative à cinq ans (survie spécifiquement liée à la maladie) [10].

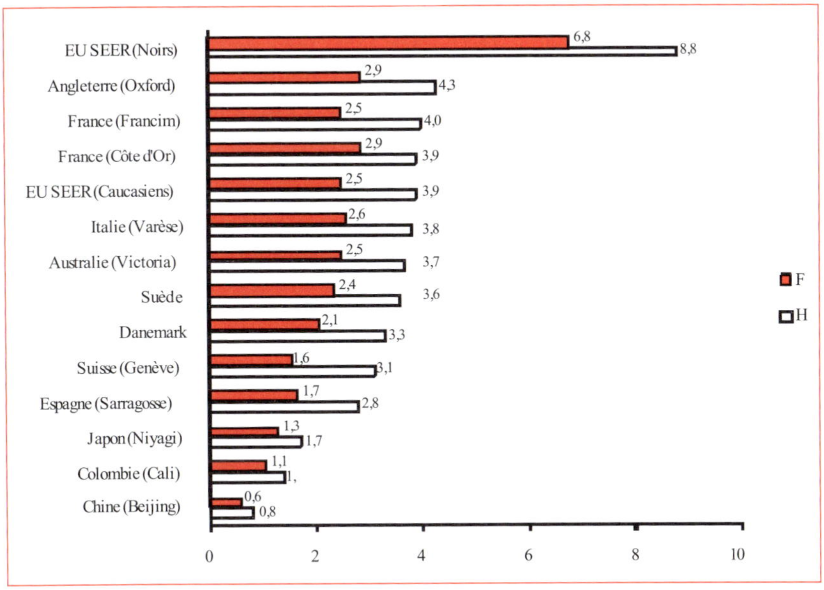

Figure 3. Incidence du myélome multiple dans le monde (CIV 1993-1997 ; FRANCIM 1995) [3, 5]. Taux standardisés à la population mondiale pour 100 000 habitants/an.

Lymphome non hodgkinien

En France, la survie relative à cinq ans est de 55 % (54 % chez l'homme et 56 % chez la femme). Selon l'âge, la survie passe de 67 % pour la classe d'âge 15-44 ans à 35 % pour les sujets de 75 ans et plus. Selon la période, on constate une amélioration de 2 % par an entre le début et la fin de la période [19].

Ces chiffres sont sensiblement les mêmes que la survie moyenne en Europe (EUROCARE), chez l'homme : 47 % *vs* 48 %, comme chez la femme : 58 % *vs* 54 % [20].

Aux États-Unis, dans la population caucasienne américaine, on constate une meilleure survie, comme le montrent les résultats du programme SEER qui donnent des chiffres de survie de 64 % (62 % chez l'homme et 66 % chez la femme). Dans la population blanche, le taux est de 65 %, il est de 56 % dans la population noire [10].

Leucémie lymphoïde chronique

En France, pour la leucémie lymphoïde chronique, le taux de survie relative à cinq ans est de 81 % (77 % chez l'homme et 85 % chez la femme). Selon l'âge, la survie passe de 86 % pour la classe d'âge de 15-44 ans à 68 % pour les sujets de 75 ans et plus. Le taux est passé de 83 % à 79 % entre le début et la fin de la période étudiée (variation non significative).

En Europe, la survie relative moyenne à cinq ans est de 62 % chez l'homme et de 66 % chez la femme. Les taux de survie globale sont beaucoup moins élevés qu'en France (75 % *vs* 81 %), en raison de survies moins élevées dans les pays d'Europe de l'Est.

Aux États-Unis, la survie est de 75 % (73 % chez l'homme, 77 % chez la femme). Elle est de 76 % dans la race blanche et de 58 % dans la race noire.

Myélome multiple

Contrairement aux données d'incidence qui regroupaient le myélome multiple, la maladie de Waldenström et les maladies immunoprolifératives, l'étude de la survie en France a individualisé le myélome multiple.

À cinq ans, la survie relative est de 42 % (41 % chez l'homme et 43 % chez la femme), avec un taux relatif significatif pour les femmes en analyse multivariée. Selon l'âge, les taux passent de 61 % pour la classe d'âge 15-44 ans à 29 % pour les sujets de 75 ans et plus. L'analyse dans le temps ne montre pas de variation significative de la survie de cette maladie.

En Europe, les taux de survie sont de 29 % chez l'homme et de 33 % chez la femme, ce qui est inférieur aux taux français pour la période équivalente (38 % *vs* 41 %). Les survies les plus faibles sont également retrouvées dans les pays d'Europe de l'Est, alors que les meilleurs taux dans cette étude reviennent à la France avec 45 % et 48 %.

Aux États-Unis, la survie est de 34 % (36 % chez l'homme, 31 % chez la femme). Elle est proche dans la population blanche et la population noire : 34 % *vs* 32 %.

Comment évoluent les taux de mortalité ?

Les taux de mortalité sont le reflet à la fois de l'incidence et de la survie. Ils ont été étudiés par le réseau FRANCIM entre 1980 et 2000 à partir des données du Cépi-DC [5].

Pour les lymphomes non hodgkiniens, le taux annuel moyen d'évolution de la mortalité est de + 3,9 % chez l'homme et de + 5,1 % chez la femme. Dans la leucémie lymphoïde chronique, ces taux sont de + 0,7 % chez l'homme et de + 1,0 % chez la femme. Pour le myélome multiple et les autres maladies immunoprolifératives, les taux sont de + 0,9 % chez l'homme et + 0,8 % chez la femme.

Quels sont les facteurs de risque incriminés ?

Lymphome non hodgkinien

Le lymphome non hodgkinien étant la plus fréquente des hémopathies malignes, il fait l'objet de très nombreuses études épidémiologiques à la recherche de facteurs de risque.

En effet, l'étiologie de ces maladies lymphoprolifératives est encore largement inconnue. Les facteurs tels que quelques affections génétiques constitutionnelles, l'immunosuppression, et quelques infections virales particulières, représentent environ un tiers des cas. Dans deux tiers des cas, la survenue du lymphome non hodgkinien est probablement multifactorielle, associant des expositions d'apparence banale, qu'il est difficile d'identifier avec précision, comme le montre la richesse de la littérature.

Depuis 2004, on peut décompter plus de cent études menées à travers le monde, essentiellement aux États-Unis et en Europe (surtout en Italie et Suède), mais aussi en Australie et au Canada, qui montrent parfois des résultats contradictoires. Actuellement, les différentes études sont d'ailleurs associées dans un consortium international, INTERLYMPH, pour évaluer plus finement ces facteurs de risque.

Les facteurs étudiés pouvant agir de façon concomitante sont génétiques, liés à l'immunodépression, aux virus, aux toxiques de l'environnement, qu'ils soient professionnels ou non.

Facteurs génétiques

Les affections héréditaires constitutionnelles, comme l'ataxie-télangiectasie et le syndrome de Wiskott-Aldrich, sont connues pour être des affections prédisposantes à la survenue d'un lymphome non hodgkinien en raison de l'immunodépression qu'elles entraînent.

Polymorphismes génétiques et lymphomes

Des études commencent à être publiées sur le rôle de certains polymorphismes et les résultats, bien que préliminaires, sont intéressants. Parmi les nombreux polymorphismes étudiés, un risque de 1,3 a ainsi été retrouvé pour le polymorphisme en position 308 (G → A) du gène du TNF et en position 3575 (T → A) du gène de l'IL-10 dans le lymphome non hodgkinien B diffus à grandes cellules [21]. Un polymorphisme du Toll-like récepteur TLR2 a été associé au lymphome folliculaire alors que celui du TLR4 est associé au lymphome de type MALT [22]. Des associations positives ont également été retrouvées avec les gènes du stress oxydatif, ceux impliqués dans les mécanismes de réparation de l'ADN et avec le polymorphisme de la N-acétyltransférase [23-25]. Toutes ces données doivent être confirmées sur de plus larges séries pour être validées et intégrées dans notre connaissance de ces maladies.

Facteurs familiaux

Le très récent rapport d'INTERLYMPH, sur plus de 10 000 cas et de témoins, montre que le risque de survenue de lymphome non hodgkinien est de 1,5 (augmenté de 50 %) lorsqu'il existe un cas familial d'hémopathie lymphoïde au 1er degré. Ce risque est voisin de 3 lorsqu'il s'agit d'un frère ou d'une sœur [18]. Ces résultats confirment ceux de plusieurs études précédentes [26-29].

Ce risque s'avère même multiplié par 40 pour les jumeaux monozygotes, dans une étude menée dans le Connecticut [30].

Agents infectieux

Certaines entités sont liées plus ou moins étroitement à une infection par un agent viral ou bactérien. C'est le cas pour le virus d'Epstein-Barr et le lymphome de Burkitt, le virus HTLV-1 et la leucémie/lymphome T de l'adulte, le virus HHV-8 et le lymphome des séreuses, le virus de l'immunodéficience acquise humaine (VIH) et le virus de l'hépatite C pour différents sous-types de lymphome non hodgkinien [31-41]. L'agent bactérien dont la responsabilité est assurée dans l'apparition d'un lymphome non hodgkinien est *Helicobacter pylori*, responsable de l'apparition de lymphome MALT de l'estomac [42, 43]. L'éradication de la bactérie entraîne d'ailleurs la régression du processus tumoral [44]. D'autres agents infectieux sont suspectés d'être des facteurs de risque d'hémopathies lymphoïdes, mais ces associations demandent à être confirmées.

Facteurs individuels

Obésité et alimentation

De nombreuses études de par le monde (États-Unis, Italie, Canada) ont analysé l'effet de différents composants de l'alimentation [45-47]. Regroupées dans une revue récente de la littérature, elles montrent une augmentation du risque avec une alimentation riche en viandes, graisses et produits laitiers et un effet protecteur avec la consommation de légumes (crucifères en particulier), et de poissons [48]. Cette revue confirme le risque de lymphome non hodgkinien chez les sujets obèses [49]. En Italie, le risque lié à la consommation de féculents (riz, pâtes) est évalué à 1,9, alors que les légumes, fruits et œufs ont un effet protecteur [50].

Teintures de cheveux

L'étude EPILYMPH, après de nombreuses autres études contradictoires, confirme le risque de lymphome non hodgkinien chez les gens ayant utilisé les teintures capillaires avant 1980, date à laquelle leur composition a été modifiée [51].

Tabac et alcool

L'influence du tabac et de l'alcool a été largement étudiée. Le tabac apparaît, selon les études, non ou faiblement associé à la survenue de lymphome non hodgkinien dans leur ensemble [52-55]. En revanche, une analyse par sous-type, quand elle est possible, retrouve une association significative avec la survenue de lymphome folliculaire [53]. L'alcool est moins aisé à étudier en raison de la difficulté à évaluer précisément la consommation individuelle. Les résultats vont toutefois le plus souvent dans le sens d'un effet protecteur de la consommation [52, 54, 56-59].

Pathologies associées

Maladies auto-immunes et/ou thérapeutiques immunosuppressives

Une méta-analyse de 2005, regroupant les résultats de vingt études réalisées entre 1974 et 2005, montre un fort risque pour le syndrome de

Sjögren (× 18,8), plus modéré pour le lupus érythémateux disséminé (× 7,4) et moindre pour la polyarthrite rhumatoïde (× 3,9) [60].

Allergies

Dans une étude de cohorte réalisée en Suède, les résultats n'ont pas montré d'effet protecteur des conditions allergiques vis-à-vis des hémopathies malignes. *A contrario*, il a été trouvé un risque de 2,3 pour les patients ayant présenté un eczéma pendant l'enfance [61]. Cela n'est pas en accord avec les autres résultats publiés, comme ceux d'EPILYMPH [62].

Facteurs non professionnels de l'environnement

Exposition solaire

Suspecté en raison de l'incidence croissante des lymphomes non hodgkiniens en parallèle à celle du mélanome [63], ce facteur a été contesté par une étude australienne dont les résultats ont été confirmés par une étude internationale [64].

Radiations ionisantes - champs électromagnétiques

Le rôle des radiations ionisantes et celui des champs électro-magnétiques n'a jamais été prouvé, ni dans les études anciennes, ni dans les plus récentes [65]. Il en est de même pour le rôle des téléphones cellulaires, mais le recul ici n'est peut-être pas suffisant [66].

Nitrates de l'eau de boisson

Les résultats sont là aussi peu probants [67].

Dioxine

Ce composant chimique est considéré comme un agent carcinogène du groupe 1 par le Centre international de recherche contre le cancer (CIRC, Lyon) depuis 1997. Ce produit entre dans la composition de certains pesticides et peut être produit par la combustion et l'incinération des ordures ménagères et rejeté dans l'environnement [68]. En 2003, une étude française a montré un risque de 2,3 pour les concentrations élevées [69]. La même année, une revue critique sur ce sujet avait jugé contradictoires les données disponibles [70]. Une étude toute récente, dirigée par l'Institut de veille sanitaire (InVs), a retrouvé un excès de risque significatif pour les personnes habitant une zone fortement exposée [71]. Ces résultats corroborent ceux d'une autre étude en Europe [72].

Traitements

Transplantations d'organes

La thérapeutique immunosuppressive à l'occasion d'une greffe d'organe occasionne une très grande augmentation du risque de lymphome non hodgkinien, allant de 10 à 20 fois dans la greffe de rein à un risque × 200 dans la greffe de cœur. Ces lymphomes non hodgkiniens sont des lymphomes B, EBV^+ dans 80 % à 90 % des cas. Les greffes de foie et de moelle osseuse font courir un moindre risque [73].

Transfusions

Depuis 1993, cinq études ont étudié ce facteur. Une seule a retenu la possibilité d'un risque. La dernière en date ne retrouve pas d'association [74].

Médications

Les données de la littérature sont là aussi contradictoires pour différentes thérapeutiques, mais une large et récente étude cas-témoins sur les corticoïdes, les anti-histaminiques, les anti-inflammatoires non stéroïdiens ou les anti-convulsivants n'a pas montré d'excès de risque [75].

En ce qui concerne les statines, en Europe et aux États-Unis, aucun effet n'est retrouvé dans les dernières études [76, 77], ce qui contraste avec les récentes données japonaises pour les hémopathies lymphoïdes dans leur ensemble qui retrouvent un risque de 2,2 [78].

Facteurs de risque professionnels

Une large analyse conduite jusqu'en août 2006 suggère qu'il existe un risque pour les ouvriers de l'imprimerie et ceux de l'industrie du bois (de 1,9 et 1,2 respectivement) [79]. Malgré une considérable hétérogénéité, des risques élevés ont été trouvés chez les fermiers (1,1), spécialement pour les éleveurs d'animaux (1,3). Un risque est également trouvé chez les enseignants (1,5). Pour l'industrie de la viande, il n'a pas été retrouvé de risque. L'article conclut qu'il est peu probable que, dans l'ensemble, la profession puisse jouer un grand risque dans la survenue d'un lymphome. Des études plus précises à une large échelle sont indispensables.

Industries

Une revue tout aussi récente a analysé le rôle professionnel du benzène à travers quarante-trois études cas-témoin et vingt-six études de cohorte et conclut à une association avec le lymphome non hodgkinien [80]. Certains travaux incriminent d'autres solvants (xylène, toluène) [81, 82].

Agriculture

Il faut noter que les pesticides englobent un grand nombre de différentes substances parmi lesquelles seules certaines pourraient être liées au risque de lymphome non hodgkinien. Cela se traduit par des résultats extrêmement contradictoires entre les études publiées, même sur de très grandes séries, d'autant que la composition des produits varie selon les pays et les époques. Un risque élevé est retrouvé par le 2-4 dichlorophénoxyacétique acide aux États-Unis [83] et les pesticides en général en Australie [84]. Au contraire, aucun risque n'est retrouvé pour d'autres substances comme l'atrazine [85] et la cyanazine [86]. Une large étude de l'exposition aux pesticides chez les agriculteurs est en cours en France (Agrican) [87].

■ Leucémie lymphoïde chronique

La littérature spécifique pour la leucémie lymphoïde chronique en termes de facteurs de risque est beaucoup plus réduite que pour le lymphome non hodgkinien. Il ressort surtout un risque familial plus prononcé que pour ceux-ci.

L'étude EPILYMPH [27] retrouve un risque de 2,9 pour une histoire familiale au 1er degré d'hémopathie maligne. Risque confirmé par le Consortium INTERLYMPH sur une plus grande échelle, se montant à 2,2 [26]. La toute récente découverte d'une sous-régulation du gène *DAPK1 (death-associated proteine kinase 1)*, à partir de l'analyse d'une famille dont sept membres étaient atteints de leucémie lymphoïde chronique, a été faite par une équipe internationale. Cette anomalie génétique est très probablement impliquée dans la majorité des cas sporadiques et cette découverte ouvre un champ possible de nouvelles thérapeutiques de la leucémie lymphoïde chronique [88].

Myélome multiple

Les facteurs de risque spécifiques pour le myélome multiple ont été également moins étudiés que pour le lymphome non hodgkinien.

Le facteur familial est lui aussi significatif. Le risque d'avoir un myélome multiple dans une famille avec des myélomes multiples ou des leucémies lymphoïdes chroniques est de 2,5 dans une étude allemande [89]. Ce risque avait été retrouvé à 3,7 aux États-Unis en 1999 pour des patients atteints de myélome multiple qui avaient un parent au 1er degré porteur lui aussi d'un myélome multiple [90].

Un autre facteur de risque à ne pas oublier dans le myélome multiple est bien évidemment la présence d'une gammapathie monoclonale bénigne qui a un risque très élevé de 25 de progression vers cette maladie [91].

Des risques professionnels ont été retrouvés chez les pompiers (× 1,5), les éleveurs de bétail, en particulier de moutons (× 1,7) [92-94]. L'effet protecteur de la consommation de poissons est plus important ici que pour le lymphome en général [48].

En conclusion

Le lymphome non hodgkinien est devenu une des principales affections malignes dans le monde en raison d'une augmentation régulière importante de son incidence sans qu'il soit encore possible de l'expliquer complètement. Cette revue sur les données épidémiologiques descriptives et les facteurs de risque connus des hémopathies lymphoïdes fait le point des connaissances actuelles. Malgré l'évolution rapide des techniques d'exploration biologiques, notamment géniques, et le grand nombre d'études épidémiologiques déjà publiées, les connaissances restent encore insuffisantes pour expliquer cette augmentation d'incidence. En effet, en dehors de quelques facteurs déterminants dans l'apparition de certaines entités bien reconnues, il apparaît de plus en plus que les facteurs en cause sont multiples et que leur niveau de responsabilité est très hétérogène en liaison avec l'exposition et la susceptibilité individuelles mais aussi avec leurs importantes intrications. Le regroupement dans un consortium international (INTERLYMPH) de ces études devrait, en particulier, permettre de réaliser des analyses par sous-type morphologique et ainsi aider à en démêler un peu mieux l'écheveau.

Références

1. Jaffe ES, Harris NL, Stein H, Vardiman JW, ed. *Pathology and genetics of tumours of hematopoietic and lymphoid tissues.* Lyon: IARC Press, 2001.

2. Fritz A, Percy C, Jack A, Shanmugaratnam K, Sobin L, Parkin DM, Whelans S, ed. *International classification of diseases for oncology.* Third Edition (ICD-O-3). Geneva, 2000.

3. Parkin DM, Whelan S, Ferlay J, Teppo L, Thomas DB, ed. *Cancer incidence in five continents.* Vol. VIII; IARC 2002.

4. Carli PM, Milan C, Lange A, Devilliers E, Guy H, Faivre J. Haemopoietic malignancies in Côte-d'Or (France). A population based study. *Br J Cancer* 1986;53:811-5.

5. Remontet L, Estève J, Bouvier AM, Grosclaude P, Launoy G, Menegoz F, Exbrayat C, Tretare B, Carli PM, Guizard AV, Troussard X, Bercelli P, Colonna M, Halna JM, Hedelin G, Macé-Lesec'h J, Peng J, Buemi A, Velten M, Jougla E, Arveux P, Le Bodic L, Michel E, Sauvage M, Schvartz C, Faivre J. Cancer incidence and mortality in France over the period 1978-2000. *Rev Epidémiol Santé Publique* 2003;51:3-30.

6. Zheng T, Mayne ST, Boyle P, Holford TR, Liu WL, Flannery J. Epidemiology of non-Hodgkin lymphoma in Connecticut 1935-1988. *Cancer* 1992;70:840-9.

7. Carli PM, Boutron MC, Maynadié M, Bailly F, Caillot D, Petrella T. Increase in the incidence of non Hodgkin's lymphomas: evidence for a recent sharp increase in France independent of AIDS. *Br J Cancer* 1994;70:713-5.

8. Ferlay J, Autier P, Boniol M, Heanue M, Colombet M, Boyle P. Estimates of the cancer incidence and mortality in Europe in 2006. *Ann Oncol* 2007;18:581-92.

9. Morton L, Turner J, Cerhan J, *et al.* Incidence of lymphoid neoplasm subtypes as defined by the proposed nested classification, 17 SEER registries, 2001-2003. *Blood* 2007;110:695-708.

10. Ries LAG, Melbert D, Krapcho M, Mariotto A, Miller BA, Feuer EJ, Clegg L, Horner MJ, Howlader N, Eisner MP, Reichman M, Edwards BK, eds. *SEER Cancer Statistics Review 1975-2004, National Cancer Institute.* Bethesda, MD, http://seer.cancer.gov/csr/1975_2204/, based on November 2006 SEER data submission, posted to the SEER web site, 2007.

11. Carli PM, Maynadié M. Épidémiologie et étiologie des lymphomes non Hodgkiniens. *Rev Prat* 2002;52:945-50.

12. Alexander DD, Mink PJ, Adami HO, Chang ET, Cole P, Mandel JS, Trichopoulos D. The non-Hodgkin lymphomas: a review of the epidemiologic literature. *Int J Cancer* 2007;120 Suppl. 12:1-39.

13. Muller AM, Ihorst G, Mertelsmann R, Engelhardt M. Epidemiology of non-Hodgkin's lymphoma (NHL): trends, geographic distribution, and etiology. *Ann Hemalol* 2005;84:1-12.

14. Grulich AE, Vajdic CM. The epidemiology of non-Hodgkin lymphoma. *Pathology* 2005;37:409-9.

15. Ekstrom-Smedby K. Epidemiology and etiology of non-Hodgkin lymphoma-a review. *Acta Oncol* 2006;45:258-71.

16. Cartwright R, Brincker H, Carli PM, Clayden D, Coebergh JW, Jak A, McNally R, Morgan G, de Sanjose S, Tumino R, *et al.* The rise in incidence of lymphomas in Europe 1985-1992. *Eur J Cancer* 1999;35: 627-33.

17. Carli PM. An unexpected incidence rate of chronic lymphocytic leukaemia in Burgundy (France). *Int J Epidemiol* 1986;15:278.

18. Matasar MJ, Ritchie EK, Consedine N, Magai C, Neugut AI. Incidence rates of the major leukemia subtypes among US Hispanics, Blacks, and non-Hispanic Whites. *Leuk Lymphoma* 2006;47:2365-70.

19. Bossard N, Velten M, Remontet L, Belot A, Maarouf N, Bouvier AM, Guizard AV, Tretarre B, Launoy G, Colonna M, Danzon A, Molinie F, Troussard X, Bourdon-Raverdy N, Carli PM, Jaffre A, Bessaguet C, Sauleau E, Schvartz C, Arveux P, Maynadié M, Grosclaude P, Estève J, Faivre J. Survival of cancer patients in France: a population-based study from The Association of the French Cancer Registries (FRANCIM). *Eur J Cancer* 2007;43:149-60.

20. Sant M, Aareleid T, Berrino F, Bielska Lasota M, Carli PM, Faivre J, Grosclaude P, Hedelin G, Matsuda T, Moller H, Moller T, Verdecchia A, Capocaccia R, Gatta G, Micheli A, Santaquilani M, Roazzi P, Lisi D. EUROCARE Working Group. EUROCARE 3: survival of cancer patients diagnosed 1990-94 - Results and commentary. *Ann Oncol* 2003;14 Suppl. 5:V61-118.

21. Rothman N, Skibola CF, Wang SS, Morgan G, Lan Q, Smith MT, Spinelli JJ, Willett E, De Sanjose S, Cocco P, Berndt SI, Brennan P, Brooks-Wilson A, Wacholder S, Becker N, Hartge P, Zheng T, Roman E, Holly EA, Boffetta P, Armstrong B, Cozen W, Linet M, Bosch FX, Ennas MG, Holford TR, Gallagher RP, Rollinson S, Bracci PM, Cerhan JR, Whitby D, Moore PS, Leaderer B, Lai A, Spink C, Davis S, Bosch R, Scarpa A, Zhang Y, Severson RK, Yeager M, Chanock S, Nieters A. Genetic variation in TNF and IL10 and risk of non-Hodgkin lymphoma: a report from the InterLymph Consortium. *Lancet Oncol* 2006;7:27-38.

22. Nieters A, Beckmann L, Deeg E, Becker N. Gene polymorphisms in Toll-like receptors, interleukin-10, and interleukin-10 receptor alpha and lymphoma risk. *Genes Immun* 2006;7(8):615-24.

23. Wang SS, Davis S, Cerhan JR, Hartge P, Severson RK, Cozen W, Lan Q, Welch R, Chanock SJ, Rothman N. Polymorphisms in oxidative stress genes and risk for non-Hodgkin lymphoma. *Carcinogenesis* 2006;27(9):1828-34.

24. Shen M, Zheng T, Lan Q, Zhang Y, Zahm SH, Wang SS, Holford TR, Leaderer B, Yeager M, Welch R, Kang D, Boyle P, Zhang B, Zou K, Zhu Y, Chanock S, Rothman N. Polymorphisms in DNA repair genes and risk of non-Hodgkin lymphoma among women in Connecticut. *Hum Genet* 2006;119(6):659-68.

25. Morton LM, Schenk M, Hein DW, Davis S, Zahm SH, Cozen W, Cerhan JR, Hartge P, Welch R, Chanock SJ, Rothman N, Wang SS. Genetic variation in N-acetyltransferase 1 (NAT1) and 2 (NAT2) and risk of non-Hodgkin lymphoma. *Pharmacogenet Genomics* 2006;16(8):537-45.

26. Wang SS, Slager SL, Brennan P, Holly EA, de Sanjose S, Bernstein L, Boffetta P, Cerhan JR, Maynadié M, Spinelli JJ, Chiu BC, Cocco PL, Mensah F, Zhang Y, Nieters A, Dal Maso L, Bracci PM, Costantini AS, Vineis P, Severson RK, Roman E, Cozen W, Weisenburger D, Davis S, Franceschi S, La Vecchia C, Foretova L, Becker N, Staines A Vornanen M, Zheng T, Hartge P. Family history of hematopoietic malignancies and risk of non-Hodgkin lymphoma (NHL): a pooled analysis of 10 211 cases and 11 905 controls from the International Lymphoma Epidemiology Consortium (InterLymph). *Blood* 2007;109(8):3479-88.

27. Casey R, Brennan P, Becker N, Boffetta P, Cocco P, Domingo-Domenech E, Foretova L, Nieters A, de Sanjose S, Staines A, Vornanen M, Maynadié M. Influence of familial cancer history on lymphoid neoplasms risk validated in the large European case-control study epilymph. *Eur J Cancer* 2006;42(15):2570-6.

28. Chang ET, Smedby KE, Hjalgrim H, Porwit-MacDonald A, Roos G, Glimelius B, Adami HO. Family history of hematopoietic malignancy and risk of lymphoma. *J Natl Cancer Inst* 2005;97(19):1466-74.

29. Negri E, Talamini R, Montella M, Dal Maso L, Crispo A, Spina M, La Vecchia C, Franceschi S. Family history of hemolymphopoietic and other cancers and risk of non-Hodgkin's lymphoma. *Cancer Epidemiol Biomarkers Prev* 2006;15(2):245-50.

30. Kadan-Lottick NS, Kawashima T, Tomlinson G, Friedman DL, Yasui Y, Mertens AC, Robison LL, Strong LC. The risk of cancer in twins: a report from the childhood cancer survivor study. *Pediatr Blood Cancer* 2006;46(4):476-81.

31. de The G. Epstein-Barr virus and Burkitt's lymphoma worldwide: the causal relationship revisited. *IARC Sci Publ* 1985;(60):165-76.

32. Rochford R, Cannon MJ, Moormann AM. Endemic Burkitt's lymphoma: a polymicrobial disease? *Nat Rev Microbiol* 2005;3(2):182-7.

33. Clark JW, Robert-Guroff M, Ikehara O, Henzan E, Blattner WA. Human T-cell leukemia-lymphoma virus type 1 and adult T-cell leukemia-lymphoma in Okinawa. *Cancer Res* 1985;45(6):2849-52.

34. Manns A, Cleghorn FR, Falk RT, Hanchard B, Jaffe ES, Bartholomew C, Hartge P, Benichou J, Blattner WA. Role of HTLV-I in development of non-Hodgkin lymphoma in Jamaica and Trinidad and Tobago. The HTLV Lymphoma Study Group. *Lancet* 1993;342(8885):1447-50.

35. Mbulaiteye SM, Biggar RJ, Goedert JJ, Engels EA. Immune deficiency and risk for malignancy among persons with AIDS. *J Acquir Immune Defic Syndr* 2003;32(5): 527-33.

36. Raphaël M, Borish B, Jaffe ES. Lymphomas associated with infection by the human immune deficiency virus (HIV). Jaffe ES, Harris NL, Stein H, Vardiman JW, eds. *Tumours of haematopoietic and lymphoid tissues*. WHO 2001:260-3.

37. Navarro WH, Kaplan LD. AIDS-related lymphoproliferative disease. *Blood* 2006;107(1):13-20.

38. Uphoff CC, Carbone A, Gaidano G, Drexler HG. HHV-8 infection is specific for cell lines derived from primary effusion

(body cavity-based) lymphomas. *Leukemia* 1998;12(11):1806-9.

39. de Sanjose S, Goedert JJ, Marshall V, Bellas C, Benavente Y, Bosch R, Domingo A, Fernandez de Sevilla A, Servitje O, Whitby D. Risk of malignant lymphoma associated with human herpesvirus-8: a case-control study in Spain. *Br J Cancer* 2004;90(11): 2145-8.

40. Nieters A, Kallinowski B, Brennan P, Ott M, Maynadie M, Benavente Y, Foretova L, Cocco PL, Staines A, Vornanen M, Whitby DE, Boffetta P, Becker N, De Sanjose S. Hepatitis C and risk of lymphoma: results of the European Multicenter Case-Control Study Epilymph. *Gastroenterology* 2006;131:1874-86.

41. Duberg AS, Nordstrom M, Torner A, Reichard O, Strauss R, Janzon R, Back E, Ekdahl K. Non-Hodgkin's lymphoma and other nonhepatic malignancies in Swedish patients with hepatitis C virus infection. *Hepatology* 2005;41(3):652-9.

42. Wotherspoon AC, Ortiz-Hidalgo C, Falzon MR, Isaacson PG. *Helicobacter pylori*-associated gastritis and primary B-cell gastric lymphoma. *Lancet* 1991; 338(8776):1175-6.

43. Parsonnet J, Hansen S, Rodriguez L, Gelb AB, Warnke RA, Jellum E, Orentreich N, Vogelman JH, Friedman GD. *Helicobacter pylori* infection and gastric lymphoma. *N Engl J Med* 1994;330(18):1267-71.

44. Wotherspoon AC, Doglioni C, Diss TC, Pan L, Moschini A, de Boni M, Isaacson PG. Regression of primary low-grade B-cell gastric lymphoma of mucosa-associated lymphoid tissue type after eradication of *Helicobacter pylori*. *Lancet* 1993;342(8871): 575-7.

45. Kelemen LE, Cerhan JR, Lim U, Davis S, Cozen W, Schenk M, Colt J, Hartge P, Ward MH. Vegetables, fruit, and antioxidant-related nutrients and risk of non-Hodgkin lymphoma: a National Cancer Institute-Surveillance, Epidemiology and End results population-based case-control study. *Am J Clin Nutr* 2006;83(6):1401-10.

46. Polesel J, Talamini R, Montella M, Parpinel M, Dal Maso L, Crispo A, Crovatto M, Spina M, la Vecchia C, Franceschi S. Linoleic acid, vitamin D and other nutrient intakes in the risk of non-Hodgkin lymphoma: an Italian case-control study. *Ann Oncol* 2006;17(4):713-8.

47. Pan SY, Mao Y, Ugnat AM. Canadian Cancer Registries Epidemiology Research Group. Physical activity, obesity, energy intake, and the risk of non-Hodgkin's lymphoma: a population-based case-control study. *Am J Epidemiol* 2005; 162 (12): 1162-73.

48. Fritschi L, Ambrosini GL, Kliewer EV, Johnson KC. Canadian Cancer Registries Epidemiologic Research Group. Dietary fish intake and risk of leukaemia, multiple myeloma and non-Hodgkin lymphoma. *Cancer Epidemiol Biomarkers Prev* 2004;13(4): 532-7.

49. Skibola CF. Obesity, diet and risk of non-Hodgkin lymphoma. *Cancer Epidemiol Biomarkers Prev* 2007;16(3):392-5.

50. Talamini R, Polesel J, Montella M, Dal Maso L, Crovatto M, Crispo A, Spina M, Canzonieri V, La Vecchia C, Franceschi S. Food groups and risk of non-Hodgkin lymphoma: a multicenter, case-control study in Italy. *Int J Cancer* 2006;118(11):2871-6.

51. de Sanjosé S, Benavente Y, Nieters A, Foretova L, Maynadié M, Cocco PL, Staines A, Vornanen M, Boffetta P, Becker N, Alvaro T, Brennan P. Association between personal use of hair dyes and lymphoid neoplasms in Europe. *Am J Epidemiol* 2006;164(1): 47-55.

52. Casey R, Piazzon-Fevre K, Raverdy N, Forzy ML, Tretarre B, Carli PM, Maynadié M. Case-control study of lymphoid neoplasm in three French areas: description, alcohol and tobacco consumption. *Eur J Cancer Prev* 2007;16(2):142-50.

53. Morton LM, Hartge P, Holford TR, Holly EA, Chiu BC, Vineis P, Stagnaro E, Willett EV, Franceschi S, La Vecchia C, Hughes AM, Cozen W, Davis S, Severson RK, Bernstein L, Mayne ST, Dee FR, Cerhan JR, Zheng T. Cigarette smoking and risk of non-Hodgkin lymphoma: a pooled analysis from the International Lymphoma Epidemiology Consortium (Interlymph). *Cancer Epidemiol Biomarkers Prev* 2005;14(4):925-33.

54. Besson H, Brennan P, Becker N, Nieters A, de Sanjose S, Font R, Maynadié M, Foretova L, Cocco PL, Staines A, Vornanen M, Boffetta P. Tobacco smoking, alcohol drinking and non-Hodgkin's lymphoma: a European multicenter case-control study (Epilymph). *Int J Cancer* 2006;119(4):901-8.

55. Fernberg P, Ondenbro A, Bellocco R, Boffetta P, Pawitan Y, Adami J. Tobacco use, body mass index and the risk of malignant lymphomas - a nationwide cohort study in Sweden. *Int J Cancer* 2006;118(9): 2298-302.

56. Morton LM, Zheng T, Holford TR, Holly EA, Chiu BC, Costantini AS, Stagnaro E, Willett EV, Dal Maso L, Serraino D, Chang ET, Cozen W, Davis S, Severson RK, Bernstein L,

Mayne ST, Dee FR, Cerhan JR, Hartge P. InterLymph Consortium. Alcohol consumption and risk of non-Hodgkin lymphoma: a pooled analysis. *Lancet Oncol* 2005;6(7): 2298-302.

57. Nieters A, Deeg E, Becker N. Tobacco and alcohol consumption and risk of lymphoma: results of a population-based case-control study in Germany. *Int J Cancer* 2006;118(2):422-30.

58. Willet EV, Smith AG, Dovey GJ, Morgan GJ, Parker J, Roman E. Tobacco and alcohol consumption and the risk of non-Hodgkin lymphoma. *Cancer Causes Control* 2004; 15(8):771-80.

59. Chang ET, Smedby KE, Zhang SM, Hjalgrim H, Melbye M, Ost A, Work A, Adami HO, Glimelius B. Alcohol intake and risk of non-Hodgkin lymphoma in men and women. *Cancer Causes Control* 2004;15(10): 1067-76.

60. Zintzaras E, Voulgarelis M, Moutsopoulos HM. The risk of lymphoma development in autoimmune diseases: a meta-analysis. *Arch Intern Med* 2005;165(20):2337-44.

61. Soderberg KC, Hagmar L, Schwartzbaum J, Feychting M. Allergic conditions and risk of hematological malignancies in adults: a cohort study. *BMC Public Health* 2004;4:51.

62. Becker N, de Sanjose S, Nieters A, Maynadié M, Foretova L, Cocco PL, Staines A, Alvaro T, Vornanen M, Brennan P, Boffetta P. Birth order, allergies and lymphoma risk: results of the European collaborative research project Epilymph. *Leuk Res* 2007; May 2 (Epub ahead of print).

63. Cartwright R, McNally R, Staines A. The increasing incidence of non-Hodgkin's lymphoma (NHL): the possible note of sunlight. *Leuk Lymphoma* 1994;14:387-94.

64. Kricker A, Armstrong B, Hughes A, *et al.* Personal sun exposure and risk of non Hodgkin lymphoma: a pooled analysis from the Interlymph Consortium. *Int J Cancer* 2008;122(1):144-54.

65. Karipidis K, Benke G, Sim M, Fritschi L, Yost M, Armstrong B, Hughes AM, Grulich A, Vajdic CM, Kaldor J, Kricher A. Occupational exposure to power frequency magnetic fields and risk of non-Hodgkin lymphoma. *Occup Environ Med* 2007;64(1):25-9.

66. Linet MS, Taggart T, Severson RK, Cerhan JR, Cozen W, Hartge P, Colt J. Cellular telephones and non-Hodgkin lymphoma. *Int J Cancer* 2006;119(10):2382-8.

67. Ward MH, Cerhan JR, Colt JS, Hartge P. Risk of non-Hodgkin lymphoma and nitrate and nitrite from drinking water and diet. *Epidemiology* 2006;17(4):375-82.

68. Cancer I.A.f.R.o. Polychlorinated dibenzo-para-dioxins and polychlorinated dibenzofurans. *IARC monographs on the evaluation of carcinogenic risks in humans.* Lyon France: 1997.

69. Floret N, Mauny F, Challier B, Arveux P, Cahn JY, Viel JF. Dioxin emission from a solid waste incinerator and risk of non-Hodgkin lymphoma. *Epidemiology* 2003;14:392-8.

70. Cole P, Trichopoulos D, Pastides H, Starr T, Mandel JS. Dioxin and cancer: a critical review. *Regul Toxicol Pharmacol* 2003;38:378-88.

71. www.invs.sante.fr/publications/2006/etude_impregnation_dioxine.

72. Biggeri A, Catelan D. Mortality for non-Hodgkin lymphoma and soft-tissue sarcoma in the surrounding area of an urban waste incinerator. Campi Bisenzio (Tuscany, Italy) 1981-2001). *Epidemiol Prev* 2005;29(3-4):156-9.

73. Opelz G, Dohler B. Lymphomas after solid organ transplantation: a collaborative transplant study report. *Am J Transplant* 2004;4:222-30.

74. Zhang Y, Holford TR, Leaderer B, Boyle P, Zahm SH, Owens PH, Morton LM, Zhang B, Zou K, Flynn S, Tallini G, Zheng T. Blood transfusion and risk of non-Hodgkin's lymphoma in Connecticut women. *Am J Epidemiol* 2004;160:325-30.

75. Chang ET, Smedby KE, Hjalgrim H, Schöllkopf C, Porwit-MacDonald A, Sundström C, Tani E, d'Amore F, Melbye M, Adami HO, Glimelius B. Medication use and risk of non-Hodgkin's lymphoma. *Am J Epidemiol* 2005;162:965-74.

76. Fortuny J, de Sanjose S, Becker N, Maynadié M, Cocco PL, Staines A, Foretova L, Vornanen M, Brennan P, Nieters A, Alvaro T, Boffetta P. Statin use and risk of lymphoid neoplasms: results from the European Case-Control Study EPILYMPH. *Cancer Epidemiol Biomarkers Prev* 2006;15(5):921-5.

77. Coogan PF, Rosenberg L, Strom BL. Statin use and the risk of 10 cancers. *Epidemiology* 2007;18(2):213-9.

78. Iwata H, Matsuo K, Hara S, Takeuchi K, Aoyama T, Murashige N, Kanda Y, Mori S, Suzuki R, Tachibana S, Yamane M, Odawara M, Mutou Y, Kami M. Use of hydroxy-

methyl-glutaryl coenzyme A reductase inhibitors is associated with risk of lymphoid malignancies. *Cancer Sci* 2006;97(2):133-8.

79. Boffetta P, de Vocht F. Occupation and the risk of non-Hodgkin lymphoma. *Cancer Epidemiol Biomarkers Prev* 2007;16(3): 369-72.

80. Smith MT, Jones RM, Smith AH. Benzene exposure and risk of non-Hodgkin lymphoma. *Cancer Epidemiol Biomarkers Prev* 2007;16(3):385-91.

81. Vineis P, Miligi L, Costantini AS. Exposure to solvents and risk of non-Hodgkin lymphoma: clues on putative mechanisms. *Cancer Epidemiol Biomarkers Prev* 2007;16(3):381-4.

82. Miligi L, Costantini AS, Benvenuti A, Kriebel D, Bolejack V, Tumino R, Ramazzotti V, Rodella S, Stagnaro E, Crosignani P, Amadori D, Mirabelli D, Sommani L, Belletti I, Troschel L, Romeo L, Miceli G, Tozzi GA, Mendico I, Vineis P. Occupational exposure to solvents and the risk of lymphomas. *Epidemiology* 2006;17(5):552-61.

83. Mills PK, Yang R, Riordan D. Lymphohematopoietic cancers in the United Farm Workers of America (UFW), 1988-2001. *Cancer Causes Control* 2005;16(7):823-30.

84. Fritschi L, Benke G, Hughes AM, Kricker A, Turner J, Vajdic CM, Grulich A, Milliken S, Kaldor J, Armstrong BK. Occupational exposure to pesticides and risk of non-Hodgkin's lymphoma. *Am J Epidemiol* 2005;162(9):849-57.

85. Rusiecki JA, de Roos A, Lee WJ, Dosemeci M, Lubin JH, Hoppin JA, Blair A, Alavanja MC. Cancer incidence among pesticide applicators exposed to atrazine in the Agricultura Health Study. *J Natl Cancer Inst* 2004;96(18):1375-82.

86. Lynch SM, Rusiecki JA, Blair A, Dosemeci M, Lubin J, Sandler D, Hoppin JA, Lynch CF, Alavanja MC. Cancer incidence among pesticide applicators exposed to cyanazine in the agricultural health study. *Environ Health Perspect* 2006;114(8): 1248-52.

87. Lebailly P, Niez E, Baldi I. Données épidémiologiques sur le lien entre cancers et pesticides. *Oncologie* 2007;9:1-9.

88. Raval A, Tanner SM, Byrd JC, Angerman EB, Perko JD, Chen SS, Hackanson B, Grever MR, Lucas DM, Matkovic JJ, Lin TS, Kipps TJ, Murray F, Weisenburger D, Sanger W, Lynch J, Watson P, Jansen M, Yoshinaga Y, RosenQuist R, de Jong PJ, Coggill P, Beck S, Lynch H, de la Chapelle A, Plass C. Downregulation of death-associated Protein Kinase 1 (DAPK1) in chronic lymphocytic leukemia. *Cell* 2007;129(5):879-90.

89. Altieri A, Chen B, Bermejo JL, Castro F, Hemminki K. Familial risks and temporal incidence trends of multiple myeloma. *Eur J Cancer* 2006;42(11):1661-70.

90. Brown LM, Linet MS, Greenberg RS, Silverman DT, Hayes RB, Swanson GM, Schwartz AG, Schoenberg JB, Pottern LM, Fraumeni JF Jr. Multiple myeloma and family history of cancer among blacks and whites in the US. *Cancer* 1999;85(11): 2385-90.

91. Kyle RA, Rajkumar SV. Monoclonal gammopathy of undetermined significance. *Clin Lymphoma Myeloma* 2005;6(2):102-14.

92. Le Masters GK, Genaidy AM, Succop P, Deddens J, Sobeih T, Barriera-Viruet H, Dunning K, Lockey J. Cancer risk among firefigthers: a review and meta-analysis of 32 studies. *J Occup Environ Med* 2006; 48(11):1189-202.

93. Mester B, Nieters A, Deeg E, Elsner G, Becker N, Seidler A. Occupation and malignant lymphoma: a population based case control study in Germany. *Occup Environ Med* 2006;63(1):17-26.

94. Baris D, Silverman DT, Brown LM, Swanson GM, Hayes RB, Schwartz AG, Liff JM, Schoenberg JB, Pottern LM, Greenberg RS, Stewart PA. Occupation, pesticide exposure and risk of multiple myeloma. *Scand J Work Environ Health* 2004;30(3):215-22.

Philippe Gaulard[1], Catherine Thieblemont[2]

[1] Service d'Anatomie pathologique & Inserm U841, CHU Henri-Mondor, Créteil
[2] Service d'Hémato-oncologie, Hôpital Saint-Louis, Paris

*Classification histopathologique des lymphomes non hodgkiniens**

Les lymphomes non hodgkiniens désignent des proliférations clonales de cellules des lignées lymphocytaires B et T à leurs différents stades de différenciation et d'activation. Ils sont responsables du développement de tumeurs au niveau des organes lymphoïdes, notamment ganglionnaires, mais aussi de territoires non lymphoïdes. Bien que l'origine lymphoïde B des cellules de Reed Sternberg soit retenue, cette appellation exclut la maladie de Hodgkin (ou lymphome hodgkinien), historiquement première variété de lymphome malin identifiée sur le plan histologique et dont le diagnostic continue de requérir la présence de cellules de Reed-Sternberg associée à un infiltrat cellulaire variable (qui définit autant de sous-types histologiques).

Depuis la fin du siècle dernier, époque à laquelle le terme générique de « lymphosarcome » a désigné les proliférations malignes du système lymphoïde, un grand nombre de classifications successives morphologiques ont été proposées. Jusqu'en 1960, ces diverses classifications sont restées largement incomprises des cliniciens, d'autant qu'existaient peu ou pas de thérapeutiques actives, ce qui n'incitait guère à l'élaboration de classifications ayant un impact clinique.

Les choses changeront avec l'apparition des premiers protocoles de polychimiothérapie efficaces et, progressivement, le besoin s'est fait sentir de « mettre de l'ordre » et de proposer des catégories reproductibles. Ce mouvement, qui se poursuit d'ailleurs, n'aura été possible qu'à partir des années 1970, date à laquelle la recherche cognitive sur la physiologie du système immunitaire a permis de transférer des concepts et des outils au domaine de la pathologie tumorale.

Les lymphomes associés au VIH *(voir chapitre N. Mounier)* comportent plusieurs des sous-types histopathologiques décrits chez les patients non infectés par ce virus. Il en est de même des syndromes lymphoprolifératifs observés dans le contexte de l'immunodépression des transplantés d'organe et qui ne seront pas envisagés ici, par manque de place ; ils ont des caractéristiques qui, à ce jour, ne permettent pas toujours de les intégrer dans les classifications générales des lymphomes.

Comment ont évolué les classifications histopathologiques des lymphomes ?

Henry Rappaport, avec le seul outil morphologique, a en 1966 proposé la première remise en ordre rationnelle au sein des « lympho- et réticulosarcomes ». Sa classification, basée

* Ce chapitre est (largement) inspiré de l'édition précédente qui avait été co-rédigée avec notre ami le Professeur Félix Reyes.

sur des critères de taille des cellules (petite ou grande) et d'architecture de la prolifération ganglionnaire (nodulaire ou diffuse), est aussi la première à avoir ébauché des corrélations avec l'évolution clinique, relevant le caractère évolutif plus lent des proliférations d'architecture nodulaire.

Dans le même temps, la dualité T et B du système lymphoïde était reconnue, la complexité des différentes étapes de la différenciation lymphocytaire apparaissait, et d'autres classifications furent ensuite proposées, tentant d'intégrer ces données immunologiques naissantes et de rattacher les différentes variétés morphologiques de prolifération aux compartiments cellulaires du système lymphoïde. Ce fut le cas des classifications de Luke-Collins aux États-Unis, et de la classification de Kiel en Europe proposée par Lennert dans les années 1970 puis réactualisée en 1988.

D'autres classifications ayant été élaborées par ailleurs, une tentative d'unification eut lieu au début des années 1980, sous l'égide du NCI : à l'époque le consensus recherché était morphologique puisque les classifications en usage n'intégraient pas toutes des données immunologiques. La tentative échoua et, fait intéressant, le compromis fut trouvé sur la séparation en trois grandes classes pronostiques, selon les taux de survie observés avec des traitements qui, à l'époque, comportaient peu ou pas d'anthracycline : c'est ainsi que fut proposée en 1982 la Formulation internationale de travail (ou WF pour *Working Formulation*) [1]. Dans la mesure où elle regroupait les nombreuses variantes morphologiques en trois groupes dits de malignité « faible, intermédiaire ou élevée », elle eut du succès auprès des cliniciens, américains et européens, car elle permettait un langage commun aux équipes travaillant dans des groupes multicentriques. Cependant, née en Europe, la classification de Kiel [2] y gardera une notoriété égale sinon supérieure, notamment chez les histopathologistes, compte tenu de sa conception immunologique.

Jusqu'au début des années 1990, ces deux classifications - WF et Kiel - seront largement utilisées. Mais les limites de la *Working Formulation* seront peu à peu cernées : par les histopathologistes qui, sur une base immunologique, démontreront le caractère hétérogène et artificiel des regroupements proposés ; et par les cliniciens qui finiront par constater qu'avec les polychimiothérapies devenues disponibles, les taux de survie des formes « à malignité élevée » sont supérieurs à ceux des formes « à malignité faible » dans les séries disposant d'un recul suffisant. Ce sont des thérapeutes qui introduiront le concept de « lymphome agressif » évoluant spontanément vers la mort en quelques mois mais curable par un traitement adapté, et de « lymphome indolent » évoluant sur plusieurs années mais non curable.

C'est dans ce contexte qu'une nouvelle classification sera publiée en 1994 sous le terme de « REAL », à l'initiative d'un groupe international associant des hématopathologistes nord-américains et européens. Le terme « REAL » est l'abréviation de *Revised European American Lymphoma* et, par un jeu de mot astucieux, souligne le caractère « réel », pragmatique, de cette classification [3]. C'est cette classification qui, dans sa version actualisée, servira de base à la classification OMS publiée en 2001, actuellement reconnue comme le langage universel commun aux pathologistes, cliniciens et biologistes [4]. Une version actualisée, tenant compte des avancées biologiques et cliniques de ces dernières années, devrait voir le jour en 2008.

■ Du concept de classification morphologique à celui d'entités anatomo-cliniques des classifications « REAL » et OMS : quel progrès ?

La démarche suivie par les concepteurs des classifications modernes REAL et OMS a consisté à ne pas retenir un « seul critère » (« un gold standard ») pour classer les proliférations mais, au contraire, à intégrer dans la mesure du possible toutes les données objectives, immunophénotypiques, cytogénétiques, moléculaires ainsi que certains modes de présentation clinique (*Tableau I*). L'analyse morphologique reste évidemment la première étape incontournable, mais l'intégration de ces données permettra d'identifier des entités anatomo-cliniques et donc d'offrir aux thérapeutes une possibilité d'appliquer à des groupes relativement homogènes un traitement adapté. En effet, ces classifications ne reprennent pas la stratification en « grade de malignité » des classifications WF et Kiel mais proposent des entités dont le pronostic peut être alors déterminé en fonction des thérapeutiques disponibles.

Elles distinguent les proliférations de phénotype B et T et les classent selon les compartiments cellulaires normaux dont elles sont issues. En s'appuyant sur des critères objectifs, donc reproductibles, ces classifications sont devenues rapidement consensuelles chez les histopathologistes. En intégrant, de plus, certaines données cliniques, notamment des localisations extranodales particulières, elles ont également entraîné l'adhésion des cliniciens.

La valeur de cette nouvelle approche a pu être validée. Pour certaines entités, la reproductibilité histopathologique est bonne (exemple : lymphome folliculaire), tandis que dans d'autres situations, les études phénotypiques, cytogénétiques et moléculaires complémentaires sont nécessaires pour assurer le diagnostic de certaines sous-entités. De plus, il a été démontré que le pronostic de chaque entité dépend aussi de facteurs pronostiques cliniques, tels que ceux de l'Index Pronostique International (décrits par ailleurs dans plusieurs chapitres de ce livre), délivrant ainsi un message clair : la décision thérapeutique dépend à la fois de l'entité histopathologique identifiée et des facteurs pronostiques présents.

La pertinence de la classification REAL s'est trouvée rapidement confortée par les résultats de plusieurs études, parmi lesquels on retiendra :
- le pronostic différent des lymphomes d'histologie diffuse selon qu'ils ont un phénotype T ou B [5] ;

Tableau I
Grandes caractéristiques biologiques des lymphomes malins

Catégories anatomo-cliniques	Fréquence estimée	Principales anomalies cytogénétiques	Gènes impliqués et fonctions cellulaires concernées	Statut des gènes d'immunoglobuline (mutations IGH)	Profil transcriptomique Informations obtenues
Lymphomes folliculaires	20-25 %	t(14;18)(q32;q21) et variantes	BCL-2apoptose	Mutés	Spécifique - Pronostic lié au microenvironnement
Lymphomes du manteau	4-6 %	t(11;14)(q13;q32)	BCL-1/CCND1cycle cellulaire	Non mutés et mutés	Spécifique - Pronostique lié à la prolifération cellulaire
Lymphomes de la zone marginale	6-10 %	trisomie du 3, du 12, du 18 del 7q	??	Mutés et non mutés	Profil spéficique
Lymphomes du MALT	5-10 %	t(11;18) t(14;18) t(1;14) t(3;14)	API2/MLT1 apoptose BCL-10 prolifération FOXP1, bcl6 - rare -	Mutés	
Lymphomes lymphoplasmocytaires Maladie de Waldenström	< 1 %	t(9;14)(p13;q32)	PAX- (transcription) Différenciation/prolifération	Mutés	Spécifique
Lymphomes lymphocytiques	6-12 %	trisomie 12, del7q,	??	Non mutés et mutés	Spécifique
Lymphomes B diffus à grandes cellules	35-45 %	anomalies 3q27	BCL-6 transcription différenciation B	Mutés	Profil ABC/Profil GCB Profil OxPhos/BCRprolif/Host response
Lymphomes de Burkitt	1 %	t(8;14)(q24;q32) et variantes	c-MYC prolifération	Mutés	Spécifique
Lymphomes de Hodgkin	12-18 %	?	??	Mutés	Spécifique
Lymphomes anaplasiques à grandes cellules ALK+	4-8 %	t(2;5)(p23;q35) et variantes	NPM/ALK tyrosine kinase (signalisation)	- -	Spécifique
Autres lymphomes T	5-15 %	?	??	- -	Profil spécifique des lymphomes T angio-immunoblastiques

- le pronostic, en revanche, favorable de l'entité anaplasique de phénotype T associée à un réarrangement du gène ALK, entité non reconnue dans la classification WF [6] ;
- le pronostic médiocre de l'entité « lymphome du manteau », antérieurement mêlée aux lymphomes à petites cellules de « faible malignité » ;
- la justification du regroupement des proliférations de phénotype T et NK (selon les données phénotypiques et l'existence ou non d'un réarrangement des gènes codant pour les récepteurs T alpha/bêta et gamma/delta) et la prise en compte en leur sein d'entités extranodales [7].

Dans les années qui ont suivi l'élaboration de la classification REAL, des échanges se sont poursuivis entre histopathologistes et cliniciens, amenant à la modifier sur quelques points mineurs, et à l'intégrer désormais dans la classification de l'OMS. Cette dernière s'applique maintenant à l'ensemble des proliférations malignes de cellules hématopoïétiques, dont elle constitue l'architecture des lymphomes et des entités apparentées [4]. Elle intègre, dans un souci de cohérence immunophénotypique et clinique, les proliférations lymphoïdes que l'usage a longtemps placé hors du champ des lymphomes : leucémie à tricholeucocytes, myélome, syndrome de Sézary et mycosis fongoïde, leucémie lymphoïde à cellules T granuleuses. Le *Tableau II* fournit la liste des entités de lymphome, fréquentes ou rares, actuellement reconnues.

La classification OMS ne regroupe pas les lymphomes en grade de malignité, mais prend en compte :
- l'architecture folliculaire ou diffuse de la prolifération et ses caractères cytologiques ;
- le phénotype B ou T/NK complété par une détermination immunophénotypique plus précise qu'autorise maintenant la disponibilité de nombreux anticorps actifs sur coupes incluses en paraffine ou à congélation ;
- lorsqu'elles sont nécessaires, les données cytogénétiques et moléculaires permettant d'identifier certaines translocations, ou la présence d'un génome viral ;
- la présentation clinique.

Elle a confirmé certaines entités reconnues comme « provisoires » dans la classification REAL (par exemple, le lymphome splénique de la zone marginale, le lymphome hépatosplénique gamma/delta). Elle reconnaît aussi le caractère probablement hétérogène de certaines des entités proposées, en fonction des outils biologiques et de données cliniques à venir.

Comme le montre le *Tableau II*, la classification OMS stratifie les proliférations de phénotype B ou T/NK selon qu'elles sont issues de cellules précurseurs (ou « lymphoblastiques »), ou de cellules matures (ou « périphériques »).

Les proliférations B ou T matures sont elles-mêmes distinguées selon leur présentation leucémique disséminée, extranodales prédominantes ou ganglionnaires prédominantes.

Tableau II
Entités de lymphomes non hodgkiniens et apparentées de la classification OMS [4]

Lymphomes B	Lymphomes T et NK
Prolifération de cellules B « précurseurs »	**Prolifération de cellules T « précurseurs »**
Lymphomes/*leucémies lymphoblastiques B*	**Lymphomes/*leucémies lymphoblastiques T***
Proliférations B matures (périphériques)	**Proliférations T matures (périphériques)**
***Leucémie lymphoïde chronique (LLC) B*/lymphomes lymphocytiques**	
Leucémie prolymphocytaire B	*Leucémie prolymphocytaire T*
Lymphome lymphoplasmocytaire	*Leucémie lymphocytaire T à grains*
Lymphome splénique de la zone marginale (+/- cellules villeuses)	*Leucémie agressive NK*
Leucémie à tricholeucocytes	*Leucémie/lymphome T de l'adulte (HTLV1+)*
Myélome*/plasmocytome*	*Syndrome de Sézary/***mycosis fungoïde**
Lymphome zone marginale type MALT	**Lymphome T angioimmunoblastique**
Lymphome zone marginale ganglionnaire	**Lymphome T périphérique, sans autre précision**
Lymphome folliculaire	**Lymphome anaplasique à grandes cellules (T/nul), de type systémique**
Lymphome du manteau	Lymphome NK/T extraganglionnaire, de type nasal
Lymphome diffus à grandes cellules B	Lymphome T de type entéropathie
Lymphome à grandes cellules B médiastinal	Lymphome T ($\gamma\delta$) hépatosplénique
Lymphome des séreuses	Lymphome T sous-cutané type panniculite
Lymphome de Burkitt/leucémie de Burkitt	Lymphome anaplasique à grandes cellules (T/nul), cutané primitif

Les entités traditionnellement considérées comme des « proliférations lymphoïdes » et non comme des « lymphomes » sont indiquées *en italique*.
Les entités les plus fréquentes sont surlignées **en caractère gras**.

Les présentations « leucémiques » ou « lymphomateuses » de certaines entités sont considérées comme deux expressions d'un même désordre (par exemple, leucémie aiguë lymphoblastique et lymphome lymphoblastique ; leucémie lymphoïde chronique et lymphome lymphocytique). Il va de soi que cette classification est nécessairement évolutive en fonction des progrès biologiques amenant à identifier de nouvelles anomalies moléculaires associées à des entités jusqu'alors méconnues ou à des sous-groupes au profil clinique distinct. Nous discuterons ainsi plus bas l'importance des sous-types moléculaires au sein des lymphomes B diffus à grandes cellules tels qu'ils ont été définis par les récentes analyses biologiques. Le processus d'actualisation de la classification OMS a été engagé, et devrait aboutir à une nouvelle publication au cours de l'année 2008, mais sur des points globalement mineurs.

Quelles sont les caractéristiques essentielles des entités anatomo-cliniques reconnues par la classification OMS ?

Lymphomes de phénotype B

Ils représentent 85 % de l'ensemble des lymphomes non hodgkiniens dans les pays occidentaux. Les entités les plus fréquentes sont les lymphomes diffus à grandes cellules et les lymphomes folliculaires, puis les lymphomes du manteau, les lymphomes de la zone marginale de type MALT et les lymphomes diffus à petits lymphocytes (de type leucémie lymphoïde chronique).

• **Lymphome folliculaire :** la prolifération, d'architecture « folliculaire », est composée de cellules comparables à celles des centres germinatifs normaux, c'est-à-dire des centrocytes et des centroblastes (*Figure 1*). La proportion relative de ces dernières (« petites cellules clivées » et « grandes cellules ») est cotée selon un grade - grade OMS de 1 à 3 - dont la signification pronostique reste à démontrer. La prolifération a le phénotype des cellules B du centre germinatif : *CD10+*, *Bcl-6+*, *CD5-*, *CD23-*, et possède un profil de mutations somatiques « en cours » des gènes d'immunoglobulines. Elle est enfermée dans un réseau de cellules folliculaires dendritiques reconnues par des anticorps monoclonaux adéquats. Les méthodes cytogénétiques identifient dans la majorité des cas une translocation t(14;18), responsable d'une hyperexpression de la protéine BCL2, dont la démonstration par immuno-histochimie a un intérêt dans le diagnostic différentiel avec certaines hyperplasies folliculaires non lymphomateuses (qui sont BCL2 négatives). Cette entité définit une maladie en règle disséminée, dont l'évolution - indolente - est caractérisée par le risque de transformation en lymphome à grandes cellules. Les rares formes de grade 3B, constituées de centroblastes, se rapprocheraient cliniquement et biologiquement des lymphomes diffus à grandes cellules B.

• **Lymphome du manteau :** il réalise une prolifération, d'architecture diffuse ou nodulaire, de petites cellules irrégulières, pouvant rappeler la morphologie des centrocytes, caractérisées par une grande monotonie. La prolifération peut entourer des centres germinatifs réactionnels non lymphomateux. Elle est supposée dériver de cellules B naïves. Son phénotype est *IgM+/IgD+*, *CD5+*, *CD10-* et *CD23-* (*Figure 1*). Il existe une translocation récurrente t(11;14) responsable d'une hyperactivité du gène BCL1 codant pour la cycline D1. La démonstration de l'hyperexpression de BCL1 par immunohistochimie ou RT-PCR est une aide précieuse, souvent nécessaire, au diagnostic. Certaines formes atteignant le tractus gastro-intestinal réalisent le tableau clinique de la « polypose lymphomateuse ». La « faible malignité », liée dans les anciennes classifications à l'aspect cytologique de petites cellules, s'est trouvée infirmée par les séries publiées avec des taux de survie médiocres inférieurs à 30 % à cinq ans. La variante « blastique », pouvant survenir *de novo* ou comme transformation évolutive, est associée à une forte activité proliférative ; elle possède un pronostic encore plus sévère.

• **Lymphome extraganglionnaire de la zone marginale du tissu lymphoïde associé aux muqueuses (MALT) :** la prolifération est ici constituée de cellules de petite taille dont l'aspect cytologique est variable. Le dénominateur commun est que les cellules lymphomateuses infiltrent les structures épithéliales réalisant des lésions caractéristiques lympho-épithéliales, essentielles au diagnostic. Cette prolifération s'accompagne souvent de follicules réactionnels, ce qui explique que par le passé les lésions étaient interprétées comme des pseudo-lymphomes.

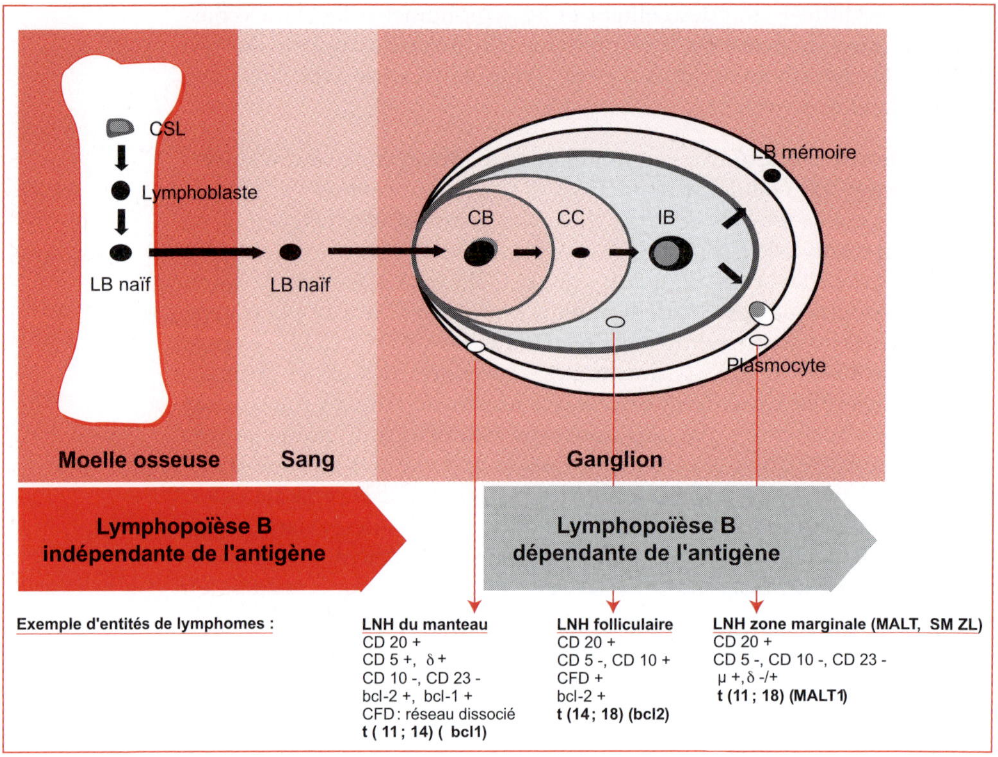

Figure 1. Exemples de composition de lymphomes.

Le phénotype des cellules lymphomateuses est particulier : *IgM+/IgD-, CD5-, CD10-, CD23-*. Ces cellules sont considérées comme dérivant de la zone marginale des follicules lymphoïdes des muqueuses (*Figure 1*). Ces derniers peuvent se développer dans une muqueuse qui n'en possède pas à l'état normal ; c'est le cas, par exemple, de la muqueuse gastrique au niveau de laquelle un tissu lymphoïde apparaît à la suite de l'infection chronique par *Helicobacter pylori.* Dans d'autres cas, tels que les lymphomes thyroïdiens ou salivaires, on retrouve un contexte de pathologie auto-immune pré-existante (thyroïdite et syndrome de Gougerot-Sjögren).

Au contraire des lymphomes folliculaires et des lymphomes du manteau, les lymphomes de la zone marginale de type MALT sont caractérisés par une hétérogénéité génétique, la fréquence des anomalies cytogénétiques rapportées variant selon la muqueuse atteinte : globalement, la translocation t(11;18) impliquant MALT1 est la plus fréquente (30 % des cas). Les translocations t(1;14), t(3;14) et t(14;18) impliquant respectivement BCL1, FoxP3 et MALT1 sont beaucoup plus rares. Pour l'instant, aucune translocation n'est retrouvée dans plus de la moitié des cas et l'inventaire des altérations cytogénétiques au cours de cette variété n'est probablement pas terminé.

Le modèle de cette entité est le lymphome gastrique à petites cellules du MALT potentiellement éradicable par une antibiothérapie active sur l'*Helicobacter pylori*. Dans ce contexte, la translocation t(11;18) est très corrélée à l'échec du traitement éradicateur, observé dans environ 25-30 % des cas.

• **Parmi les autres lymphomes à petites cellules**, anciennement considérés comme de « faible grade », on citera :
- le ***lymphome diffus lymphocytique*** avec ou sans expression leucémique (leucémie lymphoïde chronique) ;
- le ***lymphome lymphoplasmocytaire***, associé ou non à une maladie de Waldenström ;
- ***le rare lymphome ganglionnaire de la zone marginale*** et surtout ***le lymphome splénique de la zone marginale*** se présentant souvent avec une hyperlymphocytose faite parfois de cellules villeuses ou à différenciation plasmocytaire. L'infiltrat tumoral prédomine au niveau de la zone marginale de la pulpe blanche splénique, et l'atteinte médullaire, préférentiellement sinusale, est constante. Ces lymphomes de la zone marginale, ganglionnaires ou spléniques, ont une évolution indolente. Les cellules ont le même phénotype que celles de la variété marginale associée au MALT. La responsabilité du virus de l'hépatite C a été récemment incriminée.

• **Lymphome diffus à grandes cellules B :** il est le plus fréquent et constitue le modèle des lymphomes considérés comme « agressifs » par les cliniciens *(voir chapitres C. Haioun et G. Salles)*. Il survient *de novo* ou parfois par transformation d'un lymphome « indolent » pré-existant. Le diagnostic est habituellement aisé et s'appuie sur la démonstration du phénotype B CD20+, CD79a+ des cellules tumorales.

Bien que présentée comme unique, cette entité est hétérogène, et l'identification de plusieurs sous-types est à prévoir dans le futur. Pour le moment, la distinction de sous-types morphologiques tels que centroblastique, immunoblastique et anaplasique n'est pas utile en l'absence de critères morphologiques reproductibles et de corrélation clinique clairement établie. En revanche, la variante « riche en histiocytes et en lymphocytes T » doit être reconnue et distinguée du lymphome de Hodgkin avec lequel elle partage des aspects morphologiques communs. Elle s'en distingue par son phénotype différent : CD20+, EMA+, mais CD30-, CD15- et EBV-. Les rares formes « plasmoblastiques » sont caractérisées par un profil phénotypique particulier, de type plasmocytaire, CD20-, CD79a-/+, CD38+, CD138+, MUM-1+, et leur association à l'EBV.

De très nombreux facteurs pronostiques ont été individualisés parmi lesquels l'expression de Bcl-2 ou les mutations de p53 semblent établies. Récemment, deux types moléculaires de lymphome diffus à grandes cellules B d'intérêt pronostique ont été rapportés, définis selon une signature moléculaire ressemblant à celle de cellules B du centre germinatif (GCB) ou de cellules B activées (ABC) *(cf. plus bas)*.

L'hétérogénéité de cette entité est également apparente selon le site originel de la tumeur. Ainsi la classification OMS individualise le sous-type de **lymphome B primitif du médiastin** - probablement dérivé de cellules B thymiques - atteignant préférentiellement la femme jeune, qui est caractérisé par une signature moléculaire distincte des sous-types GCB et ABC, et par une évolution globalement favorable. Deux formes anatomo-cliniques rares sont également reconnues : le **lymphome B à grandes cellules intravasculaire**, et le **lymphome des séreuses** associé au virus HHV-8.

• **Lymphome de Burkitt :** c'est une entité rare, initialement décrite en Afrique (forme endémique associée à l'EBV) mais également en Occident (forme sporadique très inconstamment liée à l'EBV). Le lymphome de Burkitt est par ailleurs fréquent chez les sujets VIH+ *(voir chapitre N. Mounier)*. Des difficultés d'interprétation morphologique ont, par le passé, amené à identifier une variante dite « Burkitt-like », de morphologie intermédiaire avec le lymphome diffus à grandes cellules. Selon la classification OMS, le terme de « Burkitt atypique » devrait être préféré, car malgré des atypies morphologiques, il s'agit de lymphomes ayant le phénotype (CD10+/Bcl-6+/Bcl-2- avec taux de cellules en cycle proche de 100 %) et la translocation t(8 ;14) ou variante caractéristiques du lymphome de Burkitt.

Lymphomes de phénotype T

Ils sont en majorité représentés par les lymphomes T périphériques auxquels on rattache les variétés de phénotype NK *(« natural killer »)*. Ils ont une morphologie non lymphoblastique et un phénotype post-thymique (CD1-, tdt-). Ils ne représentent en Occident que 15 % de l'ensemble des lymphomes. Leur diagnostic morphologique est souvent difficile compte tenu du polymorphisme cellulaire qui les caractérise, résultant lui-même de la sécrétion par les cellules T tumorales de cytokines. Ils ont souvent des localisations extraganglionnaires (« extranodales »). Nous citerons ici les entités essentielles, en dehors du mycosis fungoïde et du syndrome de Sézary, de présentation dermatologique bien caractérisée, et des variantes prolymphocytaires et à grains de leucémie lymphoïde chronique T.

• **Lymphome T angio-immunoblastique :** la classique lymphadénopathie angio-immunoblastique initialement conçue comme une affection dysimmunitaire est désormais considérée comme un lymphome malin de phénotype T sur la base des données phénotypiques, cytogénétiques et génotypiques. En rapport avec la démonstration récente de la dérivation de ce lymphome à partir de la sous-population minoritaire de lymphocytes T folliculaires, de nouveaux marqueurs des cellules tumorales comme CD10, CXCL13 et PD1 ont une grande valeur diagnostique [8]. Le tableau clinique particulier avec polyadénopathie, signes généraux, fréquente atteinte cutanée, hypergammaglobulinémie... peut également être d'une aide diagnostique précieuse. Malgré un aspect cytologique très polymorphe qui ne suggère pas au premier abord une prolifération monoclonale, cette variété a un des pronostics les plus médiocres au sein des lymphomes « agressifs ».

• **Lymphome T périphérique « sans autre précision » :** il s'agit en fait d'un regroupement hétérogène des lymphomes T ganglionnaires identifiés dans la classification de Kiel sous le terme de « lymphomes pléomorphes ». Leur pronostic est défavorable avec les traitements actuellement disponibles. Les études transcriptomiques récentes semblent confirmer l'hétérogénéité de cette catégorie *(cf. plus bas)* et l'identification de plusieurs groupes est à prévoir dans le futur.

• **Lymphome à grandes cellules anaplasiques, de phénotype T ou « nul » ALK+ :** dans cette entité, qui correspond à la majorité des anciennes « histiocytoses malignes », les cellules tumorales sont de très grande taille avec un noyau polylobé et infiltrent de façon préférentielle les sinus du ganglion. Il s'agit de cellules T cytotoxiques de phénotype soit T (CD3+, CD20-), soit « nul » (CD3-, CD20-), mais avec un profil activé CD25+, EMA+ et CD30+. Ces lymphomes sont associés à une translocation caractéristique impliquant le gène ALK *(anaplastic lymphoma kinase)* sur le chromosome 2 - dont le prototype est la t(2 ;5) - responsable d'une expression de la protéine ALK détectable par immunohistochimie. Les formes associées à cette translocation (ALK+) surviennent plus volontiers chez l'adulte jeune et l'enfant et ont un pronostic très favorable en dépit d'une présentation clinique souvent agressive avec polyadénopathie et atteinte extraganglionnaire notamment cutanée. Du fait de cette implication clinique, biologique et pronostique, il est vraisemblable que dans le futur la classification OMS n'identifiera comme entité distincte que les seuls lymphomes anaplasiques ALK+. Cette forme systémique de lymphome anaplasique T ou nul doit être distinguée des formes cutanées primitives d'évolution très indolente, voire même spontanément régressives, qui constituent en fait un spectre continu avec certaines formes de « papulose lymphomatoïde ».

• **Lymphome extraganglionnaire NK/T de type « nasal » :** il est plus fréquent en Asie qu'en Occident. Il se caractérise par une atteinte médiofaciale donnant le tableau classique de « granulome malin centro-facial ». La prolifération cellulaire est pléomorphe et s'accompagne souvent d'invasion des petits vaisseaux (angiocentrisme). Elle possède le plus souvent le phénotype et le génotype des cellules NK : expression cytoplasmique de la chaîne ε du complexe CD3 sans expression des récepteurs T αβ ou γδ, expression de CD2+ et de la molécule CD56+ ainsi que des protéines TIA-1, granzyme B et perforine caractéristiques d'un potentiel cytotoxique des cellules et absence de réarrangement des gènes des récepteurs T [9]. Enfin, critère diagnostique essentiel, ces formes sont associées au virus d'Epstein-Barr (EBV) dont le génome est retrouvé dans l'ensemble des cellules tumorales. Outre le rôle oncogénique de l'EBV, une dérégulation de l'apoptose pourrait jouer un rôle pathogénique et expliquer le mauvais pronostic de ces tumeurs pourtant localisées au diagnostic [9]. Les rares **leucémies agressives NK** pourraient représenter la forme systémique de ce lymphome.

Les autres entités retenues dans la classification OMS, telles que le **lymphome T intestinal associé à une entéropathie** ou **le lymphome T gamma/delta hépatosplénique**, de pronostic défavorable, ont une incidence beaucoup plus rare, inférieure à 1 % des lymphomes malins, mais constituent des modèles intéressants de lymphomagenèse.

L'analyse transcriptomique : une avancée dans la classification des lymphomes ?

Malgré l'amélioration des techniques morphologiques, les lymphomes malins restent des pathologies néoplasiques extraordinairement hétérogènes. Cela a amené à la réalisation d'analyses moléculaires basées sur leur profil transcriptionnel - ou signature moléculaire - pour tenter de mieux classer certaines entités hétérogènes (comme les lymphomes diffus à grandes cellules B) et d'identifier des profils associés aux patients de même pronostic, afin de proposer des traitements plus adaptés.

- Ces analyses ont permis des avancées majeures, d'abord pour les **lymphomes diffus à grandes cellules B**, en permettant de prouver leur hétérogénéité comme le faisait supposer leur présentation clinique.

La toute première étude a permis de découvrir par analyse non supervisée (regroupement hiérarchique) l'existence d'au moins deux catégories de lymphome diffus à grandes cellules B avec des signatures distinctes, l'une correspondant au profil d'expression des cellules B normales des centres germinatifs (GCB) et associée à un bon pronostic (76 % de survie projetée à cinq ans), et l'autre, à celui des cellules B du sang périphérique activées par des anti-IgM ou la voie du CD40 (ABC) de pronostic plus mauvais (7 % de survie projetée à cinq ans) [10]. Cela a été validé dans un groupe de patients plus important [11], et poursuivi par une validation immunohistochimique en considérant l'expression de trois protéines, CD10, bcl-6 et MUM1 [12]. Cependant, ces résultats, dont l'impact pronostique était pourtant significatif et de façon indépendante par rapport à l'IPI, sont actuellement remis en cause dans l'aire des traitements associant une immunochimiothérapie, le rituximab, anticorps antiCD20, et la chimiothérapie classique. Toujours pour les lymphomes diffus à grandes cellules B, une autre équipe, encadrée par M.A. Shipp, a pu identifier un panel de treize gènes, suffisant pour prédire l'évolution clinique [13], analyse complétée ensuite par une plus grande série comprenant 176 échantillons [14]. À l'aide de trois algorithmes non supervisés, les échantillons ont été classés en trois groupes selon l'expression des gènes de trois signatures, contenant pour la première appelée « *OxPhos* » de nombreux gènes impliqués dans la phosphorylation oxydative et les fonctions mitochondriales, contenant pour la deuxième « *BCR/proliferation* » des gènes du cycle cellulaire et, contenant pour la troisième « *Host Response* » ou *HR* des gènes reliés au récepteur T. Les auteurs présument en analysant la fonction des gènes que le groupe de lymphome diffus à grandes cellules B exprimant la signature *OxPhos* pourrait être particulièrement sensible aux thérapeutiques utilisant les inhibiteurs de protéasome ou inhibiteur de BCL2, alors que les lymphomes diffus à grandes cellules B exprimant la signature *HR* seraient sensibles, eux, aux approches immunomodulatrices.

Récemment le groupe de GELA a analysé l'impact des profils génomiques sur la réponse thérapeutique des patients présentant un lymphome diffus à grandes cellules B. À partir de la biopsie diagnostique de lymphome diffus à grandes cellules B réalisée chez des patients traités par CHOP ou R-CHOP, Jais *et al.* ont identifié six gènes spécifiquement liés à la survie. Ces six gènes étaient représentés par quatre gènes liés à la signature de l'origine cellulaire telle que définie par Staudt (LMO2, MME, LPP, FOXP1) et deux gènes liés à la réponse immune (APOBEC3G, RAB33A) [15]. On peut souligner que certaines de ces molécules, comme LMO2, avaient déjà été rapportées comme discriminantes dans d'autres séries de patients présentant un lymphome diffus à grandes cellules B traités par une chimiothérapie à base d'anthracycline associée ou non à du rituximab [16, 17].

• À l'intérieur des lymphomes diffus à grandes cellules B, **les lymphomes B primitifs du médiastin** sont déjà individualisés au sein de la classification car leur présentation clinique est particulière, comme nous l'avons vu précédemment, atteignant préférentiellement la femme jeune et se rapprochant de la présentation des maladies de Hodgkin scléronodulaires. Ils comportent quelques caractéristiques phénotypiques originales par rapport aux lymphomes diffus à grandes cellules B. Deux mêmes équipes indépendantes ont donc analysé le transcriptome des lymphomes B primitifs du médiastin [18, 19], en le comparant avec ceux observés dans les lymphomes diffus à grandes cellules B et la maladie de Hodgkin (HD, *Hodgkin's disease*). Les résultats, très similaires dans les deux équipes, ont identifié un profil spécifique des lymphomes B primitifs du médiastin, présentant des similitudes avec la signature des lignées de maladie de Hodgkin, avec notamment une forte expression dans les lymphomes B primitifs du médiastin et la maladie de Hodgkin des gènes des membres de la super-famille du TNF, des voies de signalisations de cytokines (chaîne α de R-IL13...) et des composants de la matrice extracellulaire, et une faible expression de certains composants de la cascade de signalisation du BCR et de l'endopeptidase CD10, contrairement au profil des lymphomes diffus à grandes cellules B. L'ensemble de ces données confirme la singularité des lymphomes B du médiastin, valide l'expression de gènes *(MAL)* [20] ou de voies de signalisation (*JAK/STAT*, récepteurs du TNF) particulières dans ces lymphomes et ouvre des perspectives intéressantes pour une compréhension globale de l'origine cellulaire des lymphomes du médiastin et des maladies de Hodgkin scléronodulaires.

• Pour **les lymphomes folliculaires**, une analyse transcriptionnelle de 95 tumeurs a montré que le pronostic des patients serait plus lié aux cellules du microenvironnement qu'aux cellules tumorales elles-mêmes, avec un pronostic meilleur en cas d'infiltration abondante par des lymphocytes T, mais plus mauvais en cas d'infiltration majoritaire en macrophages et minoritaire en lymphocytes T [21]. Il s'agit d'une avancée majeure dans ce lymphome très particulier d'évolution lente, et dont chaque clinicien connaît des cas de régression spontanée ou de rechute très tardive ou au contraire d'évolution rapidement catastrophique ! Mais là aussi, certains travaux de validation immunohistochimique remettent en cause ces résultats réalisés sur des biopsies avant l'aire du rituximab.

• L'analyse transcriptionnelle des **lymphomes à cellules du manteau** a permis d'établir une signature spécifique de ces lymphomes quelle que soit leur expression de la cycline D1 [22], en particulier par rapport à d'autres lymphomes à petites cellules B (lymphome de la zone marginale et lymphome lymphocytique) [23], et de prouver que leur pronostic était surtout lié à une signature de prolifération cellulaire.

• **Les lymphomes T périphériques**, lymphomes d'évolution agressive dont le pronostic est mauvais à l'exception des lymphomes à grandes cellules anaplasiques ALK+, sont mal individualisés et comprennent un groupe important de lymphomes dits « sans spécificité ». Plusieurs études transcriptomiques ont été réalisées apportant des informations ponctuelles, identifiant quelques cibles thérapeutiques potentielles et certains marqueurs d'intérêt pronostique [24-26]. L'étude de Ballester *et al.* a montré des différences de signatures environnementales et tumorales qui pourraient avoir un intérêt diagnostique. Deux autres études très récentes ont montré, d'une part, que les lymphomes T anaplasiques ALK+ ont un profil moléculaire distinct des formes ALK-, lesquelles présentent certaines analogies moléculaires avec les lymphomes T périphériques « sans autre précision », et, d'autre part, que les lymphomes T angio-immunoblastiques possèdent une signature moléculaire enrichie en gènes de la signature des lymphocytes T folliculaires [27, 28]. Dans ces lymphomes globalement rares et hétérogènes, la valeur pronostique de signatures moléculaires ne pourra être établie que sur des études multicentriques plus larges.

Conclusion

À la différence des précédentes, les classifications REAL puis OMS des lymphomes ne se prononcent pas en termes de « grade de malignité ». Il appartient aux cliniciens d'attribuer aux entités reconnues un pronostic en fonction de paramètres complémentaires et des traitements disponibles. De fait, les thérapeutes ont pris l'habitude de distinguer trois variétés de lymphome malin :

- les lymphomes « indolents » dont la survie, en l'absence de traitement, se mesurerait en années ;
- les lymphomes « agressifs » dont la survie, en l'absence de traitement, se mesurerait en mois ;
- les lymphomes « très agressifs » où elle se mesurerait en semaines.

Le potentiel d'analyses supplémentaires possibles grâce à des techniques nouvelles, telles que le profil d'expression des tumeurs et les analyses des profils génomiques, va probablement modifier dans les années à venir certaines entités proposées par la classification OMS, tant pour subdiviser des entités qui n'étaient pas distinguées auparavant, que pour reconnaître la proximité de certains sous-types histologiques, et caractériser de nouvelles voies d'oncogenèse ou de signalisation permettant d'ouvrir de nouvelles possibilités thérapeutiques très spécifiques car ciblées sur les anomalies détectées. Cependant, ce reclassement devra prendre en compte les nouvelles modalités thérapeutiques en expérimentation.

■ Références

1. The non-Hodgkin's lymphoma classification project. National Cancer Institute sponsored study of classifications of non-Hodgkin's lymphomas. Summary and description of a working formulation for clinical usage. *Cancer* 1982;49:2112-35.

2. Stansfeld AG, Diebold J, Noel H, *et al.* Updated Kiel classification for lymphomas. *Lancet* 1988;1:292-3.

3. Harris N, Jaffe E, Stein H, *et al.* A revised European-American classification of lymphoid neoplasms: a proposal from the International Lymphoma Study Group. *Blood* 1994;84:1361-92.

4. Jaffe E, Harris N, Stein H, Vardiman J. *Pathology and genetics of tumours of haematopoietic and lymphoid tissues.* Lyon: IARC Press; 2001.

5. Gisselbrecht C, Gaulard P, Lepage E, *et al.* Prognostic significance of T-cell phenotype in aggressive non-Hodgkin's lymphomas. Groupe d'Études des Lymphomes de l'Adulte (GELA). *Blood* 1998;92:76-82.

6. Tilly H, Gaulard P, Lepage E, *et al.* Primary anaplastic large-cell lymphoma in adults : clinical presentation, immunophenotype, and outcome. *Blood* 1997;90: 3727-34.

7. Emile JF, Boulland ML, Haioun C, *et al.* CD5-CD56+ T-cell receptor silent peripheral T-cell lymphomas are natural killer cell lymphomas. *Blood* 1996;87:1466-73.

8. Dupuis J, Boye K, Martin N, *et al.* Expression of CXCL13 by neoplastic cells in angioimmunoblastic T-cell lymphoma (AITL): a new diagnostic marker providing evidence that AITL derives from follicular helper T cells. *Am J Surg Pathol* 2006;30: 490-4.

9. Bossard C, Belhadj K, Reyes F, *et al.* Expression of the granzyme B inhibitor PI9 predicts outcome in nasal NK/T-cell lymphoma: results of a Western series of 48 patients treated with first-line polychemotherapy within the Groupe d'Étude des Lymphomes de l'Adulte (GELA) trials. *Blood* 2007;109:2183-9.

10. Alizadeh A, Eisen M, Davis R, *et al.* Distinct types of diffuse large B-cell lymphoma identified by gene expression profiling. *Nature* 2000;403:491-2.

11. Rosenwald A, Wright G, Chan W, *et al.* The use of molecular profiling to predict survival after chemotherapy for diffuse large-B-cell lymphoma. *N Engl J Med* 2002;346:1937-47.

12. Hans C, Weisenburger D, Greiner T, *et al.* Confirmation of the molecular classification of diffuse large B-cell lymphoma by immunohistochemistry using a tissue microarray. *Blood* 2004;103:275-82.

13. Shipp M, Ross K, Tamayo P, *et al.* Diffuse large B-cell lymphoma outcome prediction by gene-expression profiling and supervised machine learning. *Nat Med* 2002;8:68-74.

14. Monti S, Savage K, Kutok J, *et al.* Molecular profiling of diffuse large B-cell lymphoma identifies robust subtypes including one characterized by host inflammatory response. *Blood* 2005;105:1851-61.

15. Jais JP, Haioun C, Molina TJ, Rickman DS, de Reynies A, Berger F, Gisselbrecht C, Brière J, Reyes F, Gaulard P, Feugier P, Labouyrie E, Tilly H, Bastard C, Coiffier B, Salles G, Leroy K; Groupe d'Étude des Lymphomes de l'Adulte. The expression of 16 genes related to the cell of origin and immune response predicts survival in elderly patients with diffuse large B-cell lymphoma treated with CHOP and rituximab. *Leukemia* 2008;22:1917-24.

16. Natkunam Y, Farinha P, Hsi ED, Hans CP, Tibshirani R, Sehn LH, Connors JM, Gratzinger D, Rosado M, Zhao S, Pohlman B, Wongchaowart N, Bast M, Avigdor A, Schiby G, Nagler A, Byrne GE, Levy R, Gascoyne RD, Lossos IS. LMO2 protein expression predicts survival in patients with diffuse large B-cell lymphoma treated with anthracycline-based chemotherapy with and without rituximab. *J Clin Oncol* 2008;26:447-54.

17. Lossos IS, Czerwinski DK, Alizadeh AA, Wechser MA, Tibshirani R, Botstein D, Levy R. Prediction of survival in diffuse large-B-cell lymphoma based on the expression of six genes. *N Engl J Med* 2004;350: 1828-37.

18. Savage K, Monti S, Kutok J, *et al.* The molecular signature of mediastinal large B-cell lymphoma differs from that of other diffuse large B-cell lymphomas and shares features with classical Hodgkin's lymphoma. *Blood* 2003;102:3871-9.

19. Rosenwald A, Wright G, Leroy K, *et al.* Molecular diagnosis of primary mediastinal

B cell lymphoma identifies a clinically favorable subgroup of diffuse large B cell lymphoma related to Hodgkin lymphoma. *J Exp Med* 2003;198:851-62.

20. Copie-Bergman C, Gaulard P, Maouche-Chretien L, *et al.* The MAL gene is expressed in primary mediastinal large B-cell lymphoma. *Blood* 1999;94:3567-75.

21. Dave S, Wright G, Tan B, *et al.* Prediction of survival in follicular lymphoma based on molecular features of tumor-infiltrating immune cells. *N Engl J Med* 2004;351:2159-69.

22. Rosenwald A, Wright G, Wiestner A, *et al.* The proliferation gene expression signature is a quantitative integrator of oncogenic events that predicts survival in mantle cell lymphoma. *Cancer Cell* 2003;3:185-97.

23. Thieblemont C, Nasser V, Felman P, *et al.* Small lymphocytic lymphoma (SLL), marginal zone B-cell lymphoma (MZL), mantle cell lymphoma (MCL) exhibit distinct gene-expression profiles allowing molecular diagnosis. *Blood* 2004;2103:2727-37.

24. Ballester B, Ramuz O, Gisselbrecht C, *et al.* Gene expression profiling identifies molecular subgroups among nodal peripheral T-cell lymphomas. *Oncogene* 2006;25:1560-70.

25. Martinez-Delgado B, Cuadros M, Honrado E, *et al.* Differential expression of NF-kappaB pathway genes among peripheral T-cell lymphomas. *Leukemia* 2005;19: 2254-63.

26. Piccaluga PP, Agostinelli C, Califano A, Rossi M, Basso K, Zupo S, Went P, Klein U, Zinzani PL, Baccarini M, Dalla Favera R, Pileri SA. Gene expression analysis of peripheral T cell lymphoma, unspecified, reveals distinct profiles and new potential therapeutic targets. *J Clin Invest* 2007; 117(3):823-34.

27. de Leval L, Rickman DS, Thielen C, *et al.* The gene expression profile of nodal peripheral T-cell lymphoma demonstrates a molecular link between angioimmunoblastic T-cell lymphoma (AITL) and follicular helper T (TFH) cells. *Blood* 2007;109: 4952-63.

28. Lamant L, de Reynies A, Duplantier MM, *et al.* Gene-expression profiling of systemic anaplastic large-cell lymphoma reveals differences based on ALK status and two distinct morphologic ALK+ subtypes. *Blood* 2007;109:2156-64.

Hervé Tilly

Service d'Hématologie, Centre Henri-Becquerel, Rouen

La démarche diagnostique initiale

Dans les lymphomes, la démarche diagnostique initiale comporte deux temps :
- **le diagnostic lui-même** qui repose sur la biopsie d'un ganglion ou d'un site tumoral extraganglionnaire. Sa qualité sera un élément déterminant dans les décisions prises pour le malade et donc pour son avenir ;
- **le bilan pré-thérapeutique** qui porte sur l'extension de la maladie et sa répercussion sur l'état du malade.

Au terme de cette démarche, le clinicien doit disposer :
- d'un **diagnostic précis** permettant de situer le lymphome avec certitude dans la classification OMS ;
- des éléments essentiels qui déterminent le **pronostic de la maladie**.

C'est à partir de ces données indispensables qu'une décision thérapeutique pourra être prise.

Comment diagnostiquer un lymphome ?

Pour établir le diagnostic initial d'un lymphome, un document morphologique de bonne qualité est requis. Celui-ci sera obtenu au décours du prélèvement d'un ganglion entier ou de la biopsie d'une masse extraganglionnaire. Les techniques de prélèvements biopsiques sous scanner avec des aiguilles de large calibre permettant de recueillir des carottes de bonne taille se sont largement développées pour les localisations profondes médiastinales, abdominales, évitant la chirurgie d'urgence, ou lors du diagnostic d'une rechute.

La biopsie doit être suffisamment importante et prise en charge rapidement pour être divisée en plusieurs fragments :
- un fragment principal destiné aux études **anatomo-pathologiques morphologiques et immunophénotypiques**. Après réalisation d'**empreintes** pour examen cytologique, ce fragment est fixé et inclus en paraffine ;
- un ou plusieurs fragments congelés rapidement dans l'azote liquide puis ultérieurement conservés à – 80 °C pour les **études immunohistochimiques et moléculaires**. Si l'on ne dispose pas sur place d'azote liquide, le fragment peut être acheminé, dans un milieu de transport préservant l'ARN, vers un laboratoire réalisant la congélation ;
- il est très souhaitable qu'un fragment soit mis dans un milieu de culture pour être dissocié afin d'obtenir une suspension cellulaire permettant une **analyse cytogénétique** ainsi que la possibilité d'une étude immunophénotypique en flux et la conservation de cellules viables.

L'analyse morphologique est actuellement toujours accompagnée d'une étude de l'expression des marqueurs des populations B ou T sur le matériel inclus en paraffine. Des analyses immuno-histochimiques complémentaires et les études moléculaires sont réalisées selon les orientations diagnostiques initiales. Le diagnostic retenu dans la conclusion du compte rendu histologique doit impérativement se référer à l'actuelle **classification OMS** [1]. En cas de difficulté diagnostique, il est fortement recommandé de prendre l'avis d'un anatomopathologiste expert dans le domaine des lymphomes.

Sur quels éléments fonder le bilan initial ?

Interrogatoire et examen clinique

1. Les antécédents doivent être précisés :

- antécédents personnels :
  - maladie auto-immune, traitement immunosuppresseur, autre cancer ayant pu favoriser l'apparition d'un lymphome,
  - antécédents d'hépatite virale,
  - tout autre antécédent risquant de retentir sur la tolérance du traitement ;
- antécédents familiaux : les cas familiaux ne sont pas exceptionnels et méritent d'être répertoriés, leur répercussion psychologique est toujours importante.

2. L'appréciation clinique de l'état général repose sur deux éléments.

• La mesure du retentissement de la maladie sur l'activité

On utilise une échelle semi-quantitative simple et reproductible, initialement décrite par le groupe coopérateur américain ECOG et reprise par l'OMS.

Échelle ECOG/OMS d'activité	
0	Activité normale
1	Présence de symptômes mais poursuite d'une activité ambulatoire
2	Incapacité de travailler. Alitement dans la journée, mais de moins de 50 % du temps
3	Alitement plus de 50 % de la journée
4	Alitement permanent. Nécessité d'une aide permanente

• La recherche des signes généraux classiques

Décrits initialement dans la maladie de Hodgkin, on les rencontre également dans les lymphomes non hodgkiniens. Certaines caractéristiques doivent être présentes pour que ces signes soient considérés comme significatifs.

Signes généraux dans les lymphomes	
Fièvre	Supérieure à 38 ° pendant plus d'une semaine
Amaigrissement	Plus de 10 % du poids du corps dans les six derniers mois
Sueurs nocturnes	Obligeant le malade à se changer

3. L'examen clinique recherche des signes de diffusion de la maladie.

Il fait l'inventaire systématique des localisations accessibles à l'examen :
- aires ganglionnaires superficielles : tous les ganglions palpés doivent être mesurés. Les ganglions dont le plus grand diamètre dépasse 1 centimètre sont considérés comme atteints [2] ;
- taille du foie ;
- taille de la rate : une rate palpée est considérée comme atteinte par la maladie ;
- examen de la cavité buccale et de l'anneau de Waldeyer ;
- examen de la peau et du cuir chevelu ;
- palpation des testicules.

Dans le cas où une irradiation serait envisagée dans le traitement, surtout s'il s'agit d'une localisation cervicale, il est très souhaitable que le médecin radiothérapeute puisse examiner le malade à la phase initiale de la maladie.

Les examens complémentaires

1. Certains examens sont indispensables dans tous les cas.

• **Examens biologiques :**
- hémogramme, à la recherche d'une anémie, d'une thrombopénie, de cellules lymphomateuses circulantes ;
- vitesse de sédimentation, dont la valeur pronostique est cependant moindre que dans la maladie de Hodgkin ;
- ionogramme, créatininémie, uricémie, à la recherche d'un retentissement fonctionnel, tout particulièrement dans les lymphomes de haut grade de malignité ;
- bilan biologique hépatique ;
- électrophorèse des protides et albuminémie qui est un reflet du retentissement de la maladie sur l'état nutritionnel ;
- le taux sérique des LDH est un élément primordial du pronostic de tous les lymphomes, de même que le taux de bêta2-microglobuline ;
- sérologie VIH et sérologie de l'hépatite C car l'infection par ces virus favorise l'apparition de lymphomes et que les conséquences thérapeutiques de cette infection sont importantes. Sérologie hépatite B en raison des risques de réactivation sous traitement. HTLV1 chez les patients provenant des zones d'endémie.

• **Biopsie médullaire** (étude histologique et cytologique)

Elle est indispensable dans tout lymphome. Elle est réalisée sous anesthésie locale au niveau de l'épine iliaque postéro-supérieure. Le fait de faire une biopsie bilatérale augmente les probabilités de démontrer une atteinte mais n'est pas de pratique courante. Le tronçon biopsique doit mesurer au moins 2 cm de long [2]. L'étude histologique est accompagnée d'une étude cytologique (myélogramme).

La lecture de la biopsie médullaire permettra de mettre en évidence une infiltration lymphomateuse dont la topographie peut dans certains cas aider au diagnostic. Parfois, la lecture est difficile, le type cytologique diffère de celui du site ganglionnaire biopsié, ou bien l'analyse morphologique de la biopsie médullaire reste insuffisante pour affirmer l'infiltration lymphomateuse. L'analyse morphologique peut alors être complétée par une étude immunophénotypique et moléculaire dont les résultats peuvent être comparés à ceux de l'étude ganglionnaire.

• **Examens radiologiques :**

- radiographie de thorax de face et profil servant de référence ;
- tomodensitométrie : c'est un examen essentiel pour juger de l'extension ganglionnaire et viscérale de la maladie et pour, plus tard, servir de référence dans l'estimation de la réponse au traitement. Il doit être réalisé selon une technique standardisée [3] ;
- technique : coupes jointives de moins de 10 mm allant des aires ganglionnaires cervicales inférieures à la symphyse pubienne. Avec opacification digestive, examen du parenchyme hépatique comprenant une série sans injection lors du premier bilan. Puis examen thoracique après injection intraveineuse de produit de contraste, analyse en double fenêtrage. Puis enfin, examen abdomino-pelvien après réinjection ;
- interprétation : chaque aire ganglionnaire profonde doit être examinée, les ganglions visibles doivent être mesurés dans leurs deux plus grands diamètres perpendiculaires, un diamètre de plus d'1 cm est, là aussi, considéré comme un signe d'atteinte [2].

• **Tomographie à émission de positons** (TEP-scanner, PET scan) [4]

La TEP au ^{18}F fluorodésoxyglucose (FDG) couplée au scanner s'est imposée comme un examen d'une grande utilité dans certaines catégories de lymphomes afin de déterminer l'extension initiale et surtout la réponse au traitement [5]. L'intérêt principal de cet examen est, en effet, de faire la distinction entre tumeur active et masse fibreuse. Il permet également de découvrir des atteintes qui avaient échappé aux explorations conventionnelles, au niveau de l'os par exemple. L'interprétation de la TEP est parfois difficile ; cependant, et en particulier, des faux-positifs sont possibles, liés à une infection ou à un phénomène inflammatoire local. L'avidité des cellules lymphomateuses pour le FDG est variable d'une forme histologique à l'autre, elle n'est actuellement établie de manière constante que pour les lymphomes B diffus à grandes cellules.

La réalisation d'une TEP est donc hautement recommandée dans le bilan initial des lymphomes B diffus à grandes cellules afin d'en préciser l'extension et surtout de permettre une comparaison lors de l'appréciation de la réponse au traitement [5]. Dans les autres formes histologiques l'intérêt de cet examen reste un sujet d'étude.

2. Des examens sont utiles dans certains cas.

• **Dans les lymphomes d'histologie agressive**, une ponction lombaire pour étude cytologique est nécessaire. Elle dépiste une atteinte méningée cliniquement muette et est souvent l'occasion de débuter un traitement prophylactique des rechutes à ce niveau.

• **Dans les lymphomes folliculaires**, la recherche d'un réarrangement BCL2-JH dans la moelle ou le sang reste du domaine de la prospective ; son utilité clinique n'est pas démontrée

• Il est d'usage **dans les lymphomes de phénotype T** de rechercher une hémolyse auto-immune (réticulocytose, test de Coombs direct) et d'effectuer une sérologie du virus HTLV-I associé à des formes particulières de lymphome. Inversement, une immunofixation recherchera dans les lymphomes B une protéine monoclonale dont la présence pourrait témoigner d'un pronostic plus péjoratif.

• Les indications de l'IRM se limitent à un rôle complémentaire de celui du scanner dans les lymphomes cérébraux et parfois dans des atteintes osseuses ou pariétales.

• Une endoscopie digestive haute n'est faite qu'en cas de signes d'appel ou de localisation ORL connue.

■ Avant le traitement, il est souhaitable

1. D'effectuer un bilan d'hémostase lorsque la pose d'un dispositif intraveineux est envisagée (taux de plaquettes, temps de Quick, TCA).

2. D'évaluer la fonction cardiaque du malade lorsqu'une polychimiothérapie comportant des anthracyclines est envisagée. Les anthracyclines sont parmi les médicaments les plus efficaces dans le traitement des lymphomes mais leur toxicité cardiaque doit faire dépister une anomalie préexistante. Outre l'électrocardiogramme, il est souhaitable d'effectuer une mesure de la fraction d'éjection du ventricule gauche, la méthode isotopique étant habituellement préférée à la méthode échographique.

3. Chez l'homme jeune, les chimiothérapies peuvent être à l'origine d'une stérilité. Le patient doit alors être prévenu de ce risque et une cryoconservation du sperme doit lui être proposée.

4. Chez la femme jeune, certaines chimiothérapies intensives peuvent induire ou précipiter une faillite ovarienne. Une contraception est indispensable pendant le traitement, la contraception orale diminuerait dans une certaine mesure les effets délétères des chimiothérapies. La conservation de tissu ovarien peut être proposée aux femmes jeunes pour lesquelles une chimiothérapie à haut risque de stérilité est envisagée mais les résultats de la réimplantation ne sont pas connus.

Que conclure au terme de cette démarche ?

1. Un diagnostic précis a été établi selon la classification OMS.

2. Le bilan permet de classer l'extension de la maladie. Cette classification est dérivée de la classification d'Ann Arbor utilisée dans la maladie de Hodgkin.

Définition des stades des lymphomes	
I	Atteinte ganglionnaire limitée à un territoire anatomique Atteinte extraganglionnaire unique
II	Atteinte de deux territoires ganglionnaires ou plus, situés du même côté du diaphragme Atteinte d'un seul territoire ganglionnaire associé à une ou plusieurs localisations extraganglionnaires de contiguïté accessibles à un champ d'irradiation délivrant une dose curatrice Atteinte extraganglionnaire unique associée à une ou plusieurs localisations ganglionnaires de contiguïté accessibles à un champ d'irradiation délivrant une dose curatrice
III	Atteintes ganglionnaires de part et d'autre du diaphragme avec ou sans atteinte splénique
IV	Atteinte extraganglionnaire avec atteinte ganglionnaire non contiguë Deux atteintes extraganglionnaires, au moins, non contiguës Toute association d'atteinte(s) ganglionnaire(s) et extraganglionnaire(s) dont le volume interdit un champ d'irradiation à dose curatrice

3. Le pronostic de la maladie peut être estimé :

• **Dans les lymphomes agressifs, un Index pronostique international** a été établi il y a quelques années à partir d'une base de données internationale [6]. Cet index prend en compte cinq facteurs de risque :
- l'âge (≤ 60 *vs* > 60) ;
- le taux de LDH (≤ normale *vs* > normale) ;
- l'indice d'activité ECOG (0 ou 1 *vs* 2-4) ;
- le stade (I-II *vs* III-IV) ;
- le nombre de sites extraganglionnaires (0 ou 1 *vs* 2-4).

L'estimation du pronostic tient compte du nombre de facteurs de risques présents au diagnostic.

Groupes de risque de l'Index pronostique international des lymphomes agressifs

Groupe de risque	Nombre de facteurs	% de rémissions complètes	% de survie à 5 ans
Faible	0 ou 1	87	73
Faible intermédiaire	2	67	51
Fort intermédiaire	3	55	43
Fort	4 ou 5	44	26

D'autres facteurs peuvent être très importants pour le pronostic. Il s'agit, en particulier, du phénotype du lymphome, car il est démontré que le phénotype T (15 % des lymphomes agressifs) s'accompagnait d'un moindre taux de rémissions complètes et d'une moins bonne survie que le phénotype B [7].

FICHE LYMPHOME | **Evènement n°**

Etiquette

Date :
Médecin :

DIAGNOSTIC OMS:

ECOG :

ATTEINTE GANGLIONNAIRE

	Cibles (cm)	
Cervical droit	□	
Cervical gauche	□	… / …
Susclaviculaire droit	□	
Susclaviculaire gauche	□	… / …
Axillaire droit	□	
Axillaire gauche	□	… / …
Médiastinal	□	
Hiles pulmonaires	□	… / …
Lombo-aortique	□	
Mésentérique	□	… / …
Iliaque droit	□	
Iliaque gauche	□	… / …
Inguinal droit	□	
Inguinal gauche	□	… / …

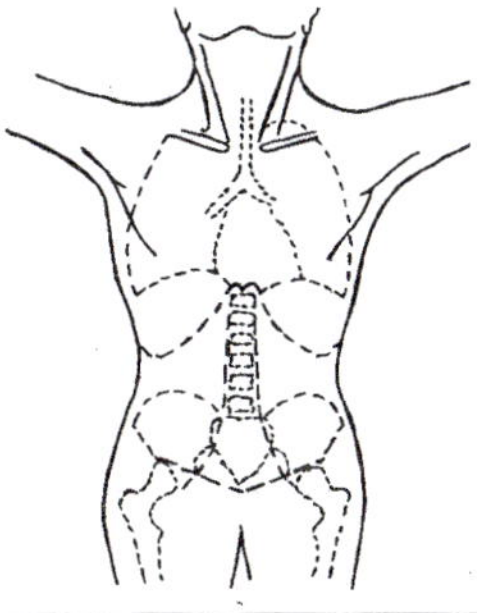

ATTEINTE EXTRA-GANGLIONNAIRE

Moelle□ (BOM □ Myélo □)

Foie	□	Amygdale	□
Ascite	□	Cavum	□
Plèvre	□	Parotide	□
Poumon	□	Orbite	□
Rate	□	Sinus	□
Péricarde	□		
Seins	□	Œsophage	□
Gonade	□	Estomac	□
Rein	□	Duodénum	□
Surrénale	□	Iléon	□
Thyroïde	□	Caecum	□
Os	□	Colon	□
SNC	□	Rectum□	
Sang□			

Autre :

Nombre de sites extra-ganglionnaires :

Cible(s), mesures (cm) :

FACTEURS PRONOSTIQUES

Age :

ECOG : Signes généraux : A □ B □

Albumine (g/l):

Hémoglobine (g/dl) :

LDH :(N :)

Béta2-microglobuline (mg/l):

Stade :

N Masse >10 cm :

IPI : **IPIaa :**

TRAITEMENT

Essai thérapeutique
Traitement standard
Proposition :
……………………………………

RCP le … / … / …

Figure 1. Exemple de fiche récapitulative pouvant être utilisée dans le bilan initial des lymphomes.

• **Dans les lymphomes folliculaires**, un index pronostique a également été établi (FLIPI) [8]. Il repose sur cinq éléments :
- l'âge (≤ 60 *vs* > 60) ;
- le stade Ann Arbor (I-II *vs* III-IV) ;
- le taux d'hémoglobine (< 12g/dl *vs* ≥ 12g/dl) ;
- le taux de LDH (≤ normale *vs* > normale) ;
- le nombre de sites ganglionnaires (≤ 4 *vs* > 4). Sont comptés comme sites les aires cervicales, axillaires, médiastinales, mésentériques, inguinales et autres (épitrochléennes…).

Trois groupes de risques sont individualisés :

Groupes de risque de l'Index pronostique international des lymphomes folliculaires (FLIPI)			
Groupe de risque	**Nombre de facteurs**	**% de patients**	**% de survie à 5 ans**
Faible risque	0 ou 1	36	91
Intermédiaire	2	37	78
Haut risque	≥ 3	27	53

• Dans chaque catégorie de lymphome les études du transcriptome ont identifié des facteurs liés au pronostic qui ne sont pas encore utilisés en pratique courante [9]. Une tentative d'extension de ces résultats à l'expression des protéines, telle qu'étudiée en immunohistochimie, se heurte pour le moment à des difficultés de reproductibilité [10]. Depuis les grandes études rétrospectives ayant permis d'établir les index pronostiques, les traitements ont évolué, tout particulièrement avec l'introduction du rituximab dans les lymphomes B, ce qui pourrait modifier profondément les facteurs pronostiques. Notamment pour les lymphomes à grandes cellules, les formes avec 0 ou 1 facteur ont le même pronostic.

Il est souhaitable de faire apparaître sur une feuille unique, comportant un schéma, l'ensemble des éléments du bilan initial et l'index pronostique concerné afin de disposer d'un élément de référence rapide, en particulier pour la présentation du dossier lors de la **réunion de concertation multidisciplinaire** (*Figure 1*). C'est en effet avec l'ensemble de ces éléments qu'une proposition thérapeutique pourra être choisie et expliquée au malade.

Références

1. Jaffe ES, Harris NL, Stein H, Vardiman JW. *World Health Organization Classification of Tumours: Pathology and genetics of tumours of haematopoietic and lymphoid tissues.* Lyon: IARC; 2001.
2. Cheson BD, Horning SJ, Coiffier B, *et al.* Report of an international workshop to standardize response criteria in non-Hodgkin's lymphomas. *J Clin Oncol* 1999;17:1244-53.
3. Clément JF, Dupas B, Vasile N. La tomodensitométrie dans la prise en charge des lymphomes. *J Radiol* 1998;79:715-6.
4. Juweid ME, Stroobants S, Hoekstra OS, *et al.* Use of positron emission tomography for response assessment of lymphoma consensus of the imaging subcommittee of international harmonization project in lymphoma. *J Clin Oncol* 2007;25:587-95.
5. Cheson BD, Pfistner B, Gascoyne R, *et al.* Revised response criteria for malignant lymphoma. *J Clin Oncol* 2007;25:579-86.
6. The International Non-Hodgkin's Lymphoma Prognostic Factors Project. A predictive model for aggressif non-Hodgkin's lymphoma. *N Engl J Med* 1993;329:987-94.
7. Gisselbrecht C, Gaulard P, Lepage E, *et al.* Prognostic significance of T-cell phenotype in aggressive non-Hodgkin's lymphoma. *Blood* 1998;92:76-82.
8. Solal-Céligny P, Roy P, Colombat P, *et al.* Follicular lymphoma international prognostic index. *Blood* 2004;104:1258-65.
9. Alizadeh AA, Eisen MB, Davis RE, *et al.* Distinct types of diffuse large B-cell lymphoma identified by gene expression profiling. *Nature* 2000;403(6769):503-11.
10. Hans CP, Weisenburger DD, Greiner TC, *et al.* Confirmation of the molecular classification of diffuse large B-cell lymphoma by immunohistochemistry using a tissue microarray. *Blood* 2004;103(1):275-82.

Théorie et pratique des essais thérapeutiques : quelles particularités pour les lymphomes non hodgkiniens ?

Nicolas Mounier

Pôle Clinique Universitaire des Spécialités Médicales, CHU de Nice

Depuis les années 1970, les méthodes de recherche clinique ont permis de passer d'une médecine reposant largement sur l'empirisme à une médecine fondée sur des preuves scientifiques. Ainsi, la reproductibilité des résultats thérapeutiques constitue le garant de la qualité des soins dans le respect de l'éthique médicale. La recherche clinique en onco-hématologie présente des particularités dues à la gravité initiale des pathologies contrastant avec leur forte possibilité de guérison. Notre objectif est de rappeler les règles méthodologiques et préciser les approches statistiques pour l'analyse des essais thérapeutiques chez les patients présentant un lymphome non hodgkinien.

Quels sont les différents types d'essais cliniques ?

Quatre phases d'essais cliniques font suite aux études menées chez l'animal. Elles ont des objectifs différents, les résultats de chaque étape devant être validés avant de passer à la suivante.

Phases I, II, III, IV

- La **phase I** cherchent à déterminer la dose maximale tolérée pour un schéma d'administration précis et étudie éventuellement la pharmacocinétique. Les patients présentent une atteinte disséminée, résistant aux thérapeutiques usuelles mais leurs fonctions rénales et hépatiques doivent être intactes. En pratique, les lymphomes non hodgkiniens réfractaires ont une telle rapidité d'évolution qu'ils ne constituent pas de bons candidats pour les nouveaux cytotoxiques. Les études de faisabilité de schémas thérapeutiques expérimentaux (intensification, traitements combinés) constituent de meilleures indications.
- La **phase II** évalue l'efficacité d'un nouveau traitement et sa toxicité à court terme pour une dose et un schéma fixe. Les patients présentent des cibles mesurables. Pour des raisons éthiques, les essais sont proposés à des patients en échec des traitements de référence. Les lymphomes non hodgkiniens, conservant longtemps une chimiosensibilité, sont difficiles à inclure dans des essais testant une nouvelle chimiothérapie. En revanche, les formes à évolution lente permettent d'évaluer les thérapeutiques biologiques (immunothérapie, thérapie génique) sous réserve d'une toxicité acceptable.
- Les essais de **phase III** cherchent à confirmer l'efficacité d'une thérapeutique ayant montré un intérêt en phase II en la comparant avec le traitement de référence. Ils conduisent en général à l'autorisation de mise sur le marché. Deux types de situations sont possibles. Les essais de différence cherchent à montrer une efficacité supérieure à celle

du traitement standard. Les essais d'équivalence recherchent des avantages en terme de toxicité ou coût-qualité. Dans les deux cas, la bonne caractérisation clinique et biologique des lymphomes non hodgkiniens facilite la constitution de groupes homogènes et permet de réaliser des essais faisant référence.

• Les **phases IV** ont pour objectif l'étude des toxicités tardives. En fait, en onco-hématologie, ce sont surtout les cohortes de sujets inclus dans les phases III qui permettent l'étude secondaire des toxicités.

Quel est l'intérêt de la randomisation ?

La règle scientifique fondamentale est que les deux groupes comparant l'efficacité de deux traitements doivent être identiques « toutes choses égales par ailleurs », sinon le risque est d'attribuer à tort au traitement une différence due aux caractéristiques de la population. La randomisation permet ainsi d'équilibrer les groupes en éliminant le biais de sélection et limitant les biais d'évaluation. L'appariement avec une série historique fournit une sécurité trompeuse car elle assure l'identité de seulement quelques caractéristiques sélectionnées.

Pourquoi faire des essais multicentriques ?

Les lymphomes non hodgkiniens ont une incidence annuelle de 10 pour 100 000 et doivent être suivis au moins cinq ans pour évaluer l'efficacité d'un traitement. Peu d'hôpitaux ont actuellement un recrutement suffisamment important pour pouvoir assurer un tel suivi. La plupart des essais sont donc multicentriques, posant de difficiles problèmes administratifs et surtout d'assurance qualité. En effet, les méthodes d'évaluation et les techniques de soins spécifiées par le protocole peuvent être interprétées différemment dans chaque centre.

Comment planifier un essai thérapeutique ?

Tout essai répond à une question pour laquelle est défini initialement un critère de jugement principal. D'autres critères de jugement peuvent être prévus, mais ils sont secondaires car non déterminants pour la planification de l'essai.

Définir le critère de jugement

Les phases I estiment le nombre de patients présentant une toxicité préalablement définie à chaque palier de dose. Les phases II sont fondées sur le taux de réponse tumorale. Ces critères sont regroupés sous le terme de données catégorielles. Ils permettent une évaluation rapide de l'efficacité, mais sont moins fiables que des données de survie, critères habituels des phases III. La définition des délais de survie repose sur le temps

Tableau II
Augmentation du risque de conclure à un essai faussement positif en fonction du nombre d'analyses (risque alpha initial = 0,05)

Nombre d'analyses	Risque alpha
1	0,05
2	0,08
3	0,12
4	0,14
5	0,15

une stratification, fait courir le risque de comparer des patients qui ne sont plus homogènes pour leurs caractéristiques cliniques. La différence observée peut alors être expliquée par cette hétérogénéité et non par le traitement. Le taux de réponse ou la fréquence d'une toxicité constituent des données catégorielles, comparables par les tests classiques du χ^2 ou de Fisher [2]. L'analyse des données de survie pose davantage de problèmes. Elles sont définies par le couple constitué par une variable continue mesurant un délai et une indicatrice qualitative précisant l'état du patient à l'issue de ce délai (par exemple vivant ou décédé). Cette approche permet de prendre en compte l'ensemble de la population soumise au risque, y compris les patients perdus de vue, qui sont considérés comme vivants à la date de leurs dernières nouvelles (censurés à droite). Le test le plus utilisé est le log-rank [3]. Il fait l'hypothèse forte selon laquelle le rapport des logarithmes des survies des deux groupes est constant au cours du temps (log(S1)/log(S2)=K). Cette hypothèse n'est pas toujours valide dans l'étude des lymphomes non hodgkiniens. Notamment, elle ne peut être retenue lorsqu'un traitement apparaît supérieur durant les premières années du suivi mais que, au long terme, l'autre traitement permet d'obtenir une meilleure survie.

Les analyses multivariées et modèles statistiques sont-ils la solution idéale ?

L'amélioration des capacités de calcul permet l'analyse de l'effet individuel de chacune des variables influant sur le critère de jugement. Ainsi, chez les patients présentant un lymphome non hodgkinien, la probabilité de survie peut être fonction du traitement administré mais aussi de certaines caractéristiques hématologiques initiales (LDH, ECOG, stade). L'intérêt des modèles statistiques est de permettre l'estimation de l'effet propre du traitement, « toutes autres variables pronostiques égales par ailleurs ».

Régression logistique et modèle de Cox

La méthode statistique repose sur une extension de la régression linéaire classique :

Y=a X+ b Z+c où, par exemple, Y est la variable de poids ;
X la taille et Z la consommation de graisse d'un sujet.

Cependant, une probabilité P ne peut être modélisée par P=a X +bZ +c car P ne peut être négatif, ne suit pas forcément une loi normale et sa variance n'est pas constante. Une solution adaptée aux données catégorielles est de modéliser de manière linéaire le logit de la probabilité défini par log(P/1-P) [2]. Ainsi, selon la régression logistique, le taux de réponse peut, par exemple, être estimé en tenant compte du traitement et des LDH par :

$$\text{Logit}(P) = a.\ \text{TRAITEMENT} + b.\ \text{LDH} + c.$$

Les coefficients a et b mesurent l'effet du traitement et des LDH sur la probabilité de réponse.

La même approche est utilisée pour les données de survie dans le cadre de la régression selon le modèle de Cox [4]. Le risque instantané de décès h est alors estimé par :

$$h = h_0.\ \exp(a.\ \text{TRAITEMENT} + b.\ \text{LDH} + c) \text{ où } h_0 \text{ est une constante.}$$

Ces deux modèles permettent ainsi d'examiner l'effet du traitement indépendamment des autres variables pronostiques. Ils ne remplacent cependant pas la randomisation, car l'ajustement est réalisé uniquement sur les quelques variables choisies par l'investigateur et non sur les multiples autres, non enregistrées, qui caractérisent un individu. Par ailleurs, l'étude des interactions entre variables pronostiques et traitement ne doit pas être négligée. La méthodologie est précisée par l'*encadré 1*.

1. Étude des interactions

On parle d'interaction entre le traitement et une autre variable lorsque le bénéfice thérapeutique est différent selon la valeur prise par la variable. L'interaction est dite quantitative lorsque le meilleur traitement reste le même mais que l'écart augmente en fonction de la valeur de la variable. Par exemple : le bénéfice d'une chimiothérapie intensive est d'autant plus important que le score selon l'index pronostique est élevé. L'interaction est dite qualitative lorsque le meilleur traitement change en fonction de la valeur de la variable. Par exemple : l'effet d'une chimiothérapie intensive est positif chez les sujets jeunes mais négatif chez les sujets âgés. En analyse univariée, le test de Gail et Simon permet de tester l'existence d'une interaction [5]. En analyse multivariée, la méthode la plus simple consiste à introduire dans la régression une variable d'interaction et à comparer l'adaptation du modèle aux données avec ou sans cette variable d'interaction.

Nécessité de valider le modèle

Tout modèle est, par définition, bien adapté à la population à partir de laquelle il a été établi. Ses capacités de généralisation reposent donc sur la procédure de validation employée. La méthode de référence consiste à appliquer la régression sur une population externe et à obtenir les mêmes estimations. Cependant, cette approche est difficile à appliquer en hématologie car les cohortes de patients suivies par des groupes concurrents ne sont pas toujours disponibles, ne présentent pas les mêmes définitions des variables ni la même surveillance. Les procédures de validation interne permettent alors d'établir un modèle peu sensible aux fluctuations d'échantillonnage. Elles sont présentées dans l'*encadré 2*.

2. Procédure de validation interne

La méthode de validation interne la plus simple consiste à scinder la population (*data splitting*) en deux échantillons tirés au hasard : l'un pour la construction du modèle (2/3 de l'effectif), l'autre pour la validation (1/3 restant). Mais une autre limite des méthodes de régression est que la sélection des variables varie selon les échantillons au sein d'une même population. La méthode *bootstrap* permet de limiter la sensibilité du modèle à l'échantillonnage [6]. Elle consiste à tirer au hasard, avec remise, 100 échantillons de n individus dans la population initiale d'effectif n. Sur chacun des 100 échantillons de réplication *bootstrap*, le modèle est ajusté et les variable significatives retenues par chaque régression sont résumées dans un tableau. Par exemple : la variable LDH est significative 90 fois sur 100 alors que l'envahissement médullaire n'est retenu que 40 fois sur 100. Plusieurs stratégies sont possibles mais, en règle générale, les variables dépassant le seuil de 80 % sont retenues.

Quel est l'intérêt des modèles multi-états ?

Les approches classiques permettent de modéliser le taux de transition entre seulement deux états (par exemple : vivant ou décédé). Cependant, dans les situations où plusieurs événements sont en compétition comme, dans le cas des lymphomes non hodgkiniens, la rechute, la transformation histologique ou le décès, il peut être intéressant de déterminer les facteurs isolément prédictifs de la survenue de chaque événement. Cela revient à modéliser les transitions entre trois états ou plus. Ces modèles multi-états constituent une généralisation naturelle des modèles de survie. La fonction de risque instantanée (h) est remplacée par l'intensité de transition (α) entre chaque état. Les facteurs pronostiques pour chaque transition sont alors isolés par régression. La *Figure 1* montre un modèle simple à trois états [7]. L'intérêt futur de tels modèles dans l'étude des lymphomes non hodgkiniens semble particulièrement important, en reconnaissant leur limite principale actuelle liée à l'absence de prise en compte de l'évolution des covariables au cours du temps.

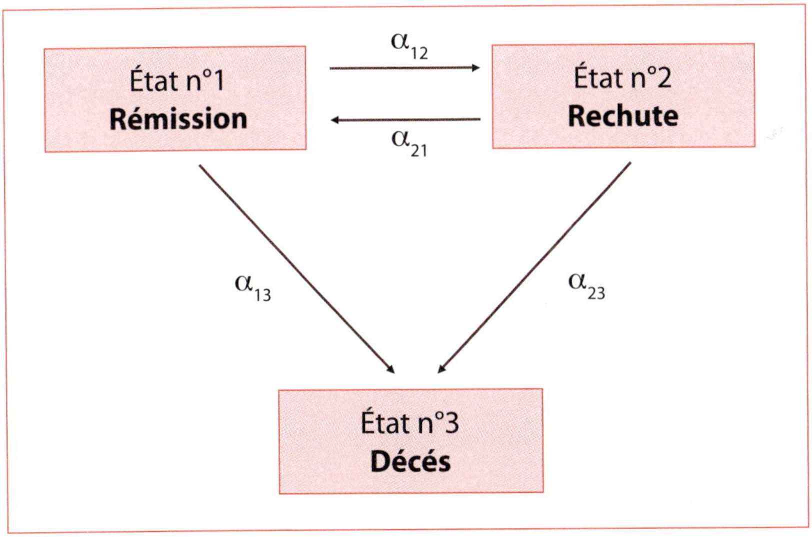

Figure 1. Exemple de modèle à trois états, le *illness-death model*.

3. Études du transcriptome

L'analyse des données issues des puces reprend l'ensemble des méthodes vues ci-dessus. Il s'agit d'analyses rétrospectives d'un jeu de données provenant d'un essai thérapeutique ou d'une cohorte. Les variables à expliquer sont la survie ou le taux de réponse. Les variables explicatives sont des degrés d'expressions de gènes ou de protéines. La difficulté est double : non seulement il s'agit de données quantitatives mais aussi leur nombre est colossal (plusieurs milliers). Un premier niveau de filtrage est donc nécessaire, il est réalisé par des programmes de bioinformatique, maintenant bien standardisés, qui permettent de sélectionner une centaine de signatures exprimées de manière différentielle. Ensuite, les méthodes d'analyses multivariées tenant compte des interactions et les méthodes de validation interne permettent d'isoler les signatures statistiquement significatives.

En conclusion, l'amélioration permanente des méthodes statistiques permet de « torturer les données jusqu'à ce qu'elles avouent ». Mais le lien de causalité et les possibilités de généralisation ne sont valides que si, et seulement si, l'intégralité de l'essai a été bien conduit : depuis la planification initiale jusqu'au suivi à dix ans de la cohorte, sans oublier le contrôle de qualité des données.

Références

1. O'brien PC, Fleming TR. A multiple testing procedure for clinical trials. *Biometrics* 1979;35:549-56.

2. Agresti A. *Categorical data analysis.* New York: Wiley, 1990.

3. Mantel N. Evaluation of survival data and two new rank order statistics arising in its consideration. *Cancer Chemother Rep* 1966;50:163-70.

4. Cox DR. Regression model and life tables. *J R Statist Soc B* 1972;34:187-220.

5. Gail M, Simon R. Testing for qualitative interaction between treatment effects and patient subsets. *Biometrics* 1985;41:361-72.

6. Sauerbrei W, Schumacher M. A bootstrap resampling procedure for model building: application to the Cox regression model. *Stat Med* 1992;11:2093-109.

7. Frydman H. Semi-parametric estimation in a three-states duration-dependent markov model from interval-censored observations with application to AIDS. *Biometrics* 1995;51:502-11.

Gilles Salles

Service d'Hématologie, Centre Hospitalier Lyon-Sud

Quelles sont les stratégies de traitement de première ligne des lymphomes indolents ?

Qu'appelle-t-on lymphome indolent ?

Les lymphomes indolents sont caractérisés par une présentation clinique initiale peu agressive (moins d'un tiers des patients sont symptomatiques), mais ils présentent une évolution marquée par un risque de récurrence élevé. Dans leurs formes avancées (stade III et IV notamment), ils sont considérés de ce fait comme incurables avec les traitements habituels.

Le plus homogène des lymphomes indolents dans sa présentation clinique et le mieux caractérisé est le lymphome folliculaire, qui représente la deuxième entité la plus commune de lymphome [1]. Le diagnostic anatomopathologique est bien reproductible, en dehors de cas frontières qui seront discutés plus loin. C'est dans cette forme histologique que les données thérapeutiques les plus solides ont été établies par des études randomisées. Les raisonnements qui s'appliquent aux lymphomes folliculaires peuvent donc parfois être aussi appliqués à d'autres types de lymphomes indolents à présentation ganglionnaire. Les lymphomes indolents à présentation extraganglionnaire seront traités séparément, ainsi que les lymphomes du manteau dont l'évolution indolente devient assez rapidement mal contrôlée et dont le pronostic est beaucoup plus péjoratif.

Nous verrons successivement comment stratifier les patients en fonction de leur pronostic, puis les différentes options de traitement actuellement disponibles en fonction du profil évolutif du patient.

Peut-on prédire l'évolution clinique des patients atteints de lymphome folliculaire ?

L'espérance de vie des patients s'allonge

Si la survie globale des patients avec un lymphome folliculaire avait été peu modifiée par les traitements développés jusque dans les années 1990 [2], plusieurs études récentes ont bien montré qu'il existait un allongement significatif de l'espérance de vie des patients diagnostiqués dans les dix dernières années et que le développement des traitements par anticorps monoclonaux de type anticorps anti-CD20 a modifié profondément la prise en charge de ces patients [3]. Ainsi, malgré une évolution variable pour chaque patient, la médiane de survie qui était classiquement de 10 à 12 ans est plus proche de 15 à 20 ans ces dernières années [4]. C'est une notion importante à prendre en compte lorsqu'un patient est pris en charge, afin d'adopter la stratégie thérapeutique qui permet de mieux contrôler la maladie, pour une durée la plus longue possible, mais aussi de préserver les possibilités thérapeutiques ultérieures lors des rechutes. De nombreux efforts dans les dernières années ont contribué à stratifier les patients sur des critères cliniques ou biologiques.

Les facteurs pronostiques cliniques restent d'actualité

Si plusieurs paramètres cliniques prédictifs avaient pu être identifiés dans les années 1990, le projet international qui a abouti à la création du FLIPI (pour index pronostique international pour le lymphome folliculaire) a constitué une avancée importante pour prédire l'espérance de vie des patients. Cet index [5] est fondé sur cinq facteurs cliniques simples et indépendants qui sont respectivement :
- l'anémie (hémoglobine inférieure à 12 g/dl) ;
- l'élévation des LDH sériques (au-delà de la normale) ;
- la présence d'une maladie de stade Ann Arbor III ou IV ;
- le nombre de sites ganglionnaires supérieur à 4 ;
- et un âge de plus de 60 ans.

En utilisant la présence ou l'absence de ces différents paramètres, il est possible de répartir les patients en trois sous-populations de taille à peu près égale, dont l'espérance de vie varie de manière significative (*Tableau I*). Cet index a été validé pour les patients jeunes et pour les patients âgés, et reste valide avec les nouveaux traitements d'immuno-chimiothérapie.

Tableau I
Prédiction de la survie des patients avec un lymphome folliculaire avec l'index FLIPI (établi avant l'utilisation des anticorps monoclonaux)

Nombre de facteurs de risque*	Score FLIPI	Proportion de patients	Survie globale	
			à 5 ans	à 10 ans
0 ou 1	Faible	36 %	91 %	71 %
2	Intermédiaire	37 %	78 %	51 %
3	Élevé	27 %	53 %	36 %

* Facteurs associés à un pronostic défavorable selon l'index FLIPI : âge de plus de 60 ans ; stade Ann Arbor III ou IV ; nombre de sites ganglionnaires envahis supérieurs à 4 ; lacticodéshydrogénase (LDH) sérique supérieure à la normale ; et hémoglobine inférieure à 12 g/dL. Adapté selon [5].

L'évaluation pratique de cet index n'est pas toujours aisée en raison du critère lié au nombre de sites ganglionnaires : il n'est pas toujours facile d'attribuer à la maladie un ganglion de taille limite et certaines aires ganglionnaires ne sont pas toujours clairement délimitées. De plus, certains patients peuvent avoir un index FLIPI bas et nécessiter une intervention thérapeutique, tandis que d'autres patients, notamment âgés, peuvent avoir un index de FLIPI élevé et une présentation clinique très indolente.

Ainsi, si cet index constitue un apport indiscutable pour comparer les séries de patients bénéficiant de différentes stratégies thérapeutiques, il n'est pas nécessairement le plus adapté pour décider d'une attitude thérapeutique donnée chez un patient au diagnostic. Des critères cliniques et biologiques simples tels que l'évaluation de la masse tumorale (faible ou forte) développés pour les essais cliniques depuis le GELF-86 (*Tableau II*) sont donc couramment utilisés pour décider d'une indication thérapeutique. Quand bien même la valeur pronostique de ces critères est moindre que celle du FLIPI, ils s'avèrent fort utiles en pratique clinique.

Tableau II

Critères de mise en place d'un traitement cytotoxique chez les patients atteints de lymphome folliculaire

Critères du GELF adaptés (dans les essais FL2000 et PRIMA) : présence d'au moins un seul de ces critères	**Critères du BNLI [9] : un seul de ces critères**
• Forte masse tumorale définie par l'un des critères suivants : - une tumeur > 7 cm - 3 ganglions dans 3 aires distinctes, chacun > 3 cm - splénomégalie symptomatique - compression d'organe - ascite ou épanchement pleural	• Progression rapide et généralisée de la maladie dans les 3 mois précédents • Envahissement d'un organe pouvant mettre en jeu le pronostic vital • Infiltration du rein • Lésions osseuses
• Présence de symptômes systémiques de la série « B »	• Présence de symptômes systémiques ou prurit
• Index de performance selon l'échelle ECOG > 1*	
• LDH sérique ou bêta2-microglobuline au-delà des valeurs normales	• Hémoglobine < 10 g/dL ou leucocytes < $3{,}0 \times 10^9$/L ou plaquettes < 100×10^9/L ; lié à l'envahissement médullaire

* Utilisé dans l'essai FL2000 mais pas dans PRIMA, du fait du faible nombre de patients avec ce critère isolé.

Les facteurs pronostiques biologiques qui pourront nous aider demain

Plus récemment, différentes études biologiques ont cherché à définir des biomarqueurs permettant de prédire l'évolution des patients.

Sur le plan anatomopathologique, il n'est habituellement pas retrouvé de différence de pronostic avec les traitements comportant des anthracyclines et/ou des anticorps monoclonaux dans l'évolution des lymphomes folliculaires de grade 1, de grade 2 ou de grade 3a. Cela est différent des grades 3b (définis par la présence de grandes cellules en plages diffuses dans le ganglion), qui constituent de fait une forme frontière avec les lymphomes à grandes cellules et doivent bénéficier d'une prise en charge thérapeutique identique à ceux-ci.

Les signatures génétiques obtenues par l'étude des profils transcriptomiques ont pu identifier des paramètres immunologiques prédictifs de l'évolution des patients [6]. Ces résultats soulignent l'importance du microenvironnemment dans cette pathologie. Mais la traduction de l'expression de ces gènes en immuno-histochimie pour une application en routine reste très délicate. Selon certains, la présence de macrophages dans les tissus ou de certaines populations de cellules T dans différents territoires du ganglion pourrait avoir une influence pronostique, mais cela n'est actuellement pas toujours reproductible d'une étude à l'autre et reste du domaine de la recherche. Plus récemment, une analyse des polymorphismes génétiques (analysés sur une simple prise de sang) de certains gènes de cytokines s'est avérée également capable de stratifier les patients pour leur pronostic [7]. Il est encore trop tôt pour savoir si de tels outils pourront modifier notre pratique dans les années ultérieures, mais la disponibilité de biomarqueurs d'utilisation simple et reproductible représente un enjeu important.

Aussi, à ce jour, l'attitude clinique habituelle est de faire la différence entre les patients de faible masse tumorale et ceux de forte masse tumorale pour la décision thérapeutique.

Quels sont les objectifs du traitement de première ligne dans les lymphomes folliculaires ?

Compte tenu de l'évolution chronique de cette maladie, il n'a pas toujours été facile de mesurer l'impact au long cours des options thérapeutiques initiales, en particulier leurs toxicités tardives éventuelles et l'efficacité des traitements ultérieurs. De plus, l'équipe américaine de Stanford avait montré, il y a plus de trente ans, que le pronostic de certains patients n'était pas modifié par la mise en œuvre immédiate d'un traitement, et cette attitude a été validée par trois essais randomisés publiés sur des populations sélectionnées. Dans ce contexte, les objectifs du traitement de première ligne étaient habituellement considérés comme ceux d'un contrôle de la maladie, sans nécessairement passer par l'obtention d'une rémission complète. Le lymphome folliculaire était considéré comme une maladie chronique où l'on pouvait utiliser séquentiellement différents traitements d'efficacité croissante, tout en préservant une qualité de vie optimale. Cependant, plusieurs données récentes, s'appuyant sur des essais cliniques ou l'étude de la maladie résiduelle moléculaire, viennent faire discuter cette attitude et indiquent qu'une réponse complète ou qu'une réponse moléculaire sont des facteurs pronostiques importants. Dans cette perspective, lorsque le premier traitement est mis en œuvre, il doit donc s'efforcer d'obtenir le meilleur résultat thérapeutique possible.

Ces attitudes doivent naturellement, pour chaque patient, faire l'objet d'une décision collective en réunion de concertation pluridisciplinaire, en considérant l'âge et les comorbidités éventuelles du patient, son environnement psychosocial, ses souhaits propres, ainsi que, bien sûr, les caractéristiques évolutives de la maladie

Quelle est la stratégie de prise en charge pour les patients avec une faible masse tumorale ?

Chez ces patients, des stratégies de « surveillance armée » ont été développées depuis plusieurs années et validées dans l'étude du GELF-86 [8] ou dans l'étude du BNLI [9] chez les patients asymptomatiques ou de faible masse tumorale selon les critères définis plus haut. Dans ces deux essais, il a été montré que l'espérance de vie des patients chez qui la mise en route d'un traitement était retardée dans le temps, en gardant une surveillance clinique attentive, n'était pas différente de celle chez qui un traitement immédiat par alkylant seul était mis en œuvre. De ce fait, chez les patients de faible masse tumorale, cette attitude de surveillance reste considérée comme un standard acceptable. Il existe cependant des cas particuliers et des développements récents.

Que faut-il faire pour les patients avec une maladie très localisée ?

Les patients présentant une maladie de stade I, réellement localisée, ne sont pas très nombreux (10 % à 15 % des cas environ) et la radiothérapie a longtemps été considérée comme le traitement de référence, possiblement curatif [10]. Leur pronostic est de toutes façons excellent, mais il n'est pas certain qu'il n'existe pas de rechutes très tardives chez des patients prétendûment guéris. Aussi, l'irradiation exclusive de l'aire ganglionnaire initialement envahie constitue-t-elle une attitude thérapeutique acceptable, bien que discutée par certains auteurs. Les autres options sont de considérer ces patients comme les autres patients de faible masse, avec une surveillance ou les options développées dans ce paragraphe [11]. Lorsqu'il s'agit d'un grade histologique 3a, il est habituellement recommandé de débuter une immuno-chimiothérapie complémentée ou non d'une radiothérapie.

Quelle est la place des traitements d'immunothérapie ou de radio-immunothérapie sans chimiothérapie chez les patients avec une faible masse tumorale ?

Il est tentant de proposer à des patients de bon pronostic un traitement peu toxique, à base d'anticorps monoclonaux seuls, nus ou radiomarqués [12]. L'avantage de la mise en route d'un traitement est de rassurer le patient qui n'accepte pas toujours facilement l'attitude de surveillance armée. Plusieurs essais cliniques randomisés testent actuellement l'effet d'un traitement précoce par anticorps monoclonaux sur le contrôle durable de la maladie et le devenir de ces patients. Ces essais comportent en général quatre injections hebdomadaires de rituximab, isolées ou prolongées par un entretien (une injection tous les deux ou trois mois pour une durée limitée ou jusqu'à progression). Compte tenu des très bons résultats d'une série pilote et limitée, une autre option en cours d'investigation est l'administration chez certains patients avec un envahissement médullaire inexistant ou limité d'un traitement par radio-immunothérapie [13].

La surveillance armée n'est donc pas un dogme

S'il est trop tôt pour recommander ces traitements précoces en routine ou en dehors d'essais cliniques, il est donc possible que les recommandations actuelles puissent évoluer dans les prochaines années chez ces patients de faible masse. On peut, par ailleurs, s'interroger pour savoir si le bénéfice en terme d'allongement de l'espérance de vie observé chez les patients plus graves avec une immuno-chimiothérapie *(voir infra)* ne nécessite pas de considérer son utilisation chez les patients les moins graves. C'est notamment le cas lorsque ces patients ont une masse tumorale « intermédiaire », c'est-à-dire qu'ils ne réunissent pas les critères de forte masse tumorale mais qu'ils présentent une maladie de faible masse cependant évolutive.

Quel est le traitement optimal pour les patients avec une forte masse tumorale ?

Chez ces patients, plusieurs études dans les années 1990 ont testé tout d'abord l'interféron-alpha (qui a démontré un bénéfice en terme d'amélioration de la survie globale dans une méta-analyse [14]), puis des traitements intensifs de type autogreffe (qui semblent capables de contrôler de manière plus prolongée la maladie chez les patients à haut risque mais pas d'améliorer la survie à long terme des patients [15]). Mais ces traitements comportaient une toxicité immédiate ou tardive non négligeable.

Ces stratégies ont cependant été révolutionnées par l'apparition du rituximab associé à différentes chimiothérapies, avec anthracycline (couramment de type CHOP, éventuellement de type CHVP) ou sans anthracycline (protocole CVP, chlorambucil). D'autres options ont été développées avec l'utilisation de la fludarabine, seule ou en combinaison, mais l'utilisation de ce traitement n'est pas habituellement recommandée en première ligne en raison du risque associé de toxicité médullaire à long terme.

L'essai international [16] comparant le protocole CVP ou protocole R-CVP (huit cures de chaque) a montré une amélioration significative du taux de réponse, de la survie sans progression et de la survie globale des patients : la médiane de survie sans progression était de l'ordre de 15 mois pour le bras expérimental, et de 32 mois pour le bras R-CVP. Lorsqu'une anthracycline est utilisée (*Tableau III*), le délai médian de progression du bras contrôle se situe entre 30 et 36 mois, tandis que celui des patients recevant la combinaison R-chimiothérapie se situe au-delà de 60 mois [17-19] (*Tableau III*). Cependant, il n'y a pas à ce jour de démonstration formelle que l'utilisation précoce d'une anthracycline soit associée à une amélioration de la survie globale des patients. En France, le programme

R-CHOP (six cures de CHOP + rituximab) est le plus couramment utilisé, bien que certaines équipes préfèrent réserver l'utilisation des anthracyclines pour une rechute ultérieure de la maladie.

Tableau III
Études randomisées testant une immunochimiothérapie chez les patients avec une lymphome folliculaire

Référence	Patients dans chaque sous-groupe du FLIPI (% avec un risque faible/intermédiaire/élevé)	Âge médian (années)	Suivi médian	Survie sans progression (médiane)		Amélioration de la survie globale
				Bras contrôle (chimiothérapie seule)	Bras expérimental (R-chimiothérapie)	
[16, 21]	19/41/40	52	53 mois	15 mois	34 mois	oui
[17]*	14/41/45	55	18 mois	31 mois	non atteinte	oui
[18]**	7/37/56	59	47 mois	29 mois	non atteinte	oui
[19]***	19/35/46	61	60 mois	35 mois	non atteinte	oui (patients à haut risque)

* CHOP ou R-CHOP consolidé par autogreffe ou par interféron.
** MCP ou R-MCP suivi d'une consolidation par IFN.
*** CHVP associé à l'interféron (18 mois) : 12 cures de chimiothérapie dans le bras contrôle contre 6 dans le bras expérimental.

Au total, les associations d'immuno-chimiothérapie ont pour la première fois conduit de manière reproductible à un allongement de l'espérance de vie de ces patients.

Au-delà de ce schéma, plusieurs stratégies sont actuellement à l'étude pour tenter, soit d'améliorer le pourcentage de patients obtenant une rémission complète (qui se situe entre 35 % et 45 % avec une immuno-chimiothérapie), soit pour prolonger la durée de la réponse thérapeutique. L'étude internationale PRIMA teste un traitement d'entretien par rituximab chez les patients répondeurs après R-CHOP ou R-CVP, administré tous les deux mois pendant deux ans. Ses résultats devraient être connus d'ici peu. Récemment, il a aussi été montré que l'administration d'une injection d'ibritumomab tiutexan (Zevalin®), chez des patients répondeurs à une chimiothérapie, permettait d'améliorer la survie sans progression. Il n'est cependant pas certain que le bénéfice observé dans cette étude soit de même nature chez les patients qui reçoivent une immuno-chimiothérapie [20]. Enfin, l'obtention d'une rémission complète ou moléculaire reste l'objectif de certaines équipes, surtout chez des patients jeunes, avec une maladie cliniquement agressive au diagnostic, et la réalisation d'une autogreffe pour aboutir à cette rémission complète peut être considérée dans le cadre de protocole clinique prospectif ou chez les mauvais répondeurs.

Dans les années à venir, outre les résultats des essais susmentionnés, il est possible que l'on voit se développer de nouvelles générations d'anticorps monoclonaux, ou d'autres traitements d'entretien (molécules ciblées administrées par voie orale) afin de réduire le risque de rechute.

Quelle est la place des examens de surveillance spécialisés pour évaluer l'efficacité des traitements de première ligne dans le lymphome folliculaire ?

Alors que son utilisation est bien documentée dans le cadre de la prise en charge des lymphomes à grandes cellules, l'imagerie fonctionnelle avec la tomographie par émission de positons (TEP) au 18-FDG glucose n'est pas bien établie dans le lymphome folliculaire, mais cette évaluation est en cours.

Le suivi du marqueur moléculaire constitué par le réarrangement BCL2-J_H dans le sang ou la moelle après traitement peut être réalisé avec une amplification par PCR, bien que seuls 60 % des patients possèdent ce marqueur. La disparition de ce marqueur après traitement est habituellement associée à un meilleur pronostic des patients. Du fait des difficultés techniques rendant complexe son interprétation, son utilisation n'est pas recommandée en dehors de protocoles cliniques où elle n'est d'ailleurs pas décisionnelle.

Quelles sont les stratégies particulières dans les autres lymphomes indolents ?

La prise en charge des autres formes histologiques de lymphomes indolents nécessite une bonne expertise clinico-pathologique du fait des situations particulières qu'ils peuvent représenter sur le plan diagnostique et thérapeutique. La consultation d'un praticien ayant la pratique des autres localisations des lymphomes est fortement recommandée.

Les lymphomes du MALT représentent diverses situations cliniques particulières. Le traitement antibiotique éradicateur d'*Helicobacter pylori* est la règle dans les lymphomes de MALT gastriques auquel il est associé dans 95 % des cas. Les patients qui ne répondent pas au traitement antibiotique, ainsi que ceux qui présentent dès le diagnostic des caractéristiques cliniques (épaisseur importante de l'infiltration muqueuse, adénopathie satellite) ou moléculaires (translocation t(11;18)) particulières, doivent recevoir d'autres traitements (agents alkylants, immunothérapie, radiothérapie). Dans les autres localisations (peau, autre portion du tube digestif, poumon orbite, thyroïde, etc.), la priorité est souvent donnée au traitement local (chirurgie, radiothérapie) dans les formes localisées et à une immunothérapie ou une immuno-chimiothérapie dans les formes disséminées (un tiers des cas environ).

Les lymphomes de la zone marginale peuvent bénéficier d'une splénectomie dans les formes spléniques lorsqu'elles sont symptomatiques, ou d'une immuno-chimiothérapie dans les autres cas (formes ganglionnaires ou disséminées).

Pour ce qui concerne les lymphomes lymphocytiques, les stratégies utilisées dans la leucémie lymphoïde chronique paraissent bien adaptées. L'association de fludarabine et de cyclophosphamide avec un anticorps monoclonal (traitement de type R-FC) est la mieux documentée dans ce contexte.

Enfin, le lymphome lymphoplasmocytaire ou maladie de Waldenström peut être traité par des approches de type lymphome ou de type leucémie lymphoïde chronique.

■ Comment considérer le traitement des lymphomes du manteau ?

Ces patients constituent une population particulière, dont le pronostic est habituellement beaucoup plus péjoratif que les autres formes de lymphomes, puisque les réponses très prolongées sont rares, et que la plupart des patients voient leur maladie récidiver et devenir progressivement réfractaire.

Dans les dernières années, l'intérêt du rituximab dans les schémas classiques a été établi. Pour les patients les plus jeunes, la stratégie habituelle repose donc sur des chimiothérapies de type R-CHOP et à base d'aracytine à forte dose (R-DHAP) puis une intensification de type autogreffe [22]. Chez les patients plus âgés, le R-CHOP ou des combinaisons à base de fludarabine sont utilisés.

Le pronostic péjoratif de cette entité de lymphome et les anomalies biologiques impliquées dans sa pathogenèse (surexpression de la cycline D1) ont conduit à développer des approches thérapeutiques ciblées (bortezomib, inhibiteurs de la voie mTOR, etc.) en cours d'évaluation.

■ Ces lymphomes indolents vont-ils devenir curables ?

Au total, ces lymphomes indolents ont vu une amélioration de leur pronostic ces dernières années. Les anticorps monoclonaux, nus ou radiomarqués, seuls ou association à la chimiothérapie semblent avoir modifié l'histoire naturelle du lymphome folliculaire, et sans doute de certains autres sous-types. Il est, par ailleurs, notable que les traitements par anticorps monoclonaux semblent demeurer relativement efficaces au moment de la rechute, dans une proportion non négligeable de cas. Il est cependant encore trop tôt pour savoir si cet allongement observé de l'espérance de vie peut aboutir chez certains patients à une réelle curabilité de la maladie.

Une meilleure caractérisation clinique et biologique des entités moins fréquentes, la poursuite d'études thérapeutiques pour mieux connaître l'évolution de ces patients, et le développement de nouvelles molécules pourraient aussi contribuer à ces progrès.

Références

1. Salles G. Clinical features, prognosis and treatment of follicular lymphoma. *Hematology Am Soc Hematol Educ Program 2007* 2007:216-25.

2. Horning SJ. Natural history of and therapy for the indolent non-Hodgkin's lymphomas. *Semin Oncol* 1993;20:75-88.

3. Fisher RI, LeBlanc M, Press OW, Maloney DG, Unger JM, Miller TP. New treatment options have changed the survival of patients with follicular lymphoma. *J Clin Oncol* 2005;23:8447-52.

4. Liu Q, Fayad L, Cabanillas F, *et al.* Improvement of overall and failure-free survival in stage IV follicular lymphoma: 25 years of treatment experience at The University of Texas MD. Anderson Cancer Center. *J Clin Oncol* 2006;24:1582-9.

5. Solal-Celigny P, Roy P, Colombat P, *et al.* Follicular lymphoma international prognostic index. *Blood* 2004;104:1258-65.

6. Dave SS, Wright G, Tan B, *et al.* Prediction of survival in follicular lymphoma based on molecular features of tumor-infiltrating immune cells. *N Engl J Med* 2004;351:2159-69.

7. Cerhan JR, Wang S, Maurer MJ, *et al.* Prognostic significance of host immune gene polymorphisms in follicular lymphoma survival. *Blood* 2007;109:5439-46.

8. Brice P, Bastion Y, Lepage E, *et al.* Comparison in low-tumor-burden follicular lymphomas between an initial no-treatment policy, prednimustine, or interferon alfa: a randomized study from the Groupe d'Étude des Lymphomes Folliculaires. Groupe d'Étude des Lymphomes de l'Adulte. *J Clin Oncol* 1997;15:1110-7.

9. Ardeshna KM, Smith P, Norton A, *et al.* Long-term effect of a watch and wait policy versus immediate systemic treatment for asymptomatic advanced-stage non-Hodgkin lymphoma : a randomised controlled trial. *Lancet* 2003:516-22.

10. Seymour JF, Pro B, Fuller LM, *et al.* Long-term follow-up of a prospective study of combined modality therapy for stage I-II indolent non-Hodgkin's lymphoma. *J Clin Oncol* 2003;21:2115-22.

11. Advani R, Rosenberg SA, Horning SJ. Stage I and II follicular non-Hodgkin's lymphoma: long-term follow-up of no initial therapy. *J Clin Oncol* 2004;22:1454-9.

12. Colombat P, Salles G, Brousse N, *et al.* Rituximab (anti-CD20 monoclonal antibody) as single first-line therapy for patients with follicular lymphoma with a low tumor burden: clinical and molecular evaluation. *Blood* 2001;97:101-6.

13. Kaminski MS, Tuck M, Estes J, *et al.* 131I-tositumomab therapy as initial treatment for follicular lymphoma. *N Engl J Med* 2005;352:441-9.

14. Rohatiner AZ, Gregory WM, Peterson B, *et al.* Meta-analysis to evaluate the role of interferon in follicular lymphoma. *J Clin Oncol* 2005;23:2215-23.

15. Sebban C, Mounier N, Brousse N, *et al.* Standard chemotherapy with interferon compared with CHOP followed by high-dose therapy with autologous stem cell transplantation in untreated patients with advanced follicular lymphoma: the GELF-94 randomized study from the Groupe d'Étude des Lymphomes de l'Adulte (GELA). *Blood* 2006;108:2540-4.

16. Marcus R, Imrie K, Belch A, *et al.* CVP chemotherapy plus rituximab compared with CVP as first-line treatment for advanced follicular lymphoma. *Blood* 2005;105:1417-23.

17. Hiddemann W, Kneba M, Dreyling M, *et al.* Frontline therapy with rituximab added to the combination of cyclophosphamide, doxorubicin, vincristine, and prednisone (CHOP) significantly improves the outcome for patients with advanced-stage follicular lymphoma compared with therapy with CHOP alone: results of a prospective randomized study of the German Low-Grade Lymphoma Study Group. *Blood* 2005;106: 3725-32.

18. Herold M, Haas A, Srock S, *et al.* Rituximab added to first-line mitoxantrone, chlorambucil, and prednisolone chemotherapy followed by interferon maintenance prolongs survival in patients with advanced follicular lymphoma: an East German Study Group Hematology and Oncology Study. *J Clin Oncol* 2007;25:1986-92.

19. Salles G, Mounier N, de Guibert S, *et al.* Rituximab combined with chemotherapy and interferon in follicular lymphoma patients: results of the GELA-GOELAMS FL2000 study. *Blood* 2008 sept 17 [Epub ahead of print].

20. Morschhauser F, Radford J, Van Hoof A, Vitolo U, Soubeyran P, Tilly H, Huijgens PC, Kolstad A, d'Amore F, Gonzalez Diaz M, Petrini M, Sebban C, Zinzani PL, H.J. van Oers M, van Putten W, Bischof-Delaloye A, Rohatiner A, Salles G, Kuhlmann J, Hagenbeek A. Phase III trial of consolidation therapy with Yttrium-90-Ibritumomab Tiuxetan compared with no additional therapy after first remission in advanced follicular lymphoma. *J Clin Oncol* published online October 14, 2008, 10.1200/JCO.2008.17.2015.

21. Marcus R, Imrie K, Solal-Celigny P, *et al.* Phase III study of R-CVP compared with cyclophosphamide, vincristine, and prednisone alone in patients with previously untreated advanced follicular lymphoma. *J Clin Oncol* 2008;26:4579-86.

22. Dreyling M, Buske C, Hiddemann W. Advances in molecular biology diagnostic and treatment of B-cell malignancies: indolent B-cell lymphoma. *Ann Oncol* 2005;16 Suppl. 2:ii99-104.

Corinne Haioun

Hôpital Henri-Mondor, Créteil

Quelles sont les stratégies de traitement de première ligne des lymphomes agressifs ?

Qu'appelle-t-on lymphome agressif ?

Trois décennies se sont écoulées depuis l'introduction des anthracyclines dans les régimes de polychimiothérapie administrés aux patients atteints de lymphome, dont le plus utilisé à travers le monde reste le régime « CHOP » dit de « première génération » (adriamycine, cyclophosphamide, vincristine et prednisone). Même si ce régime - ou ses variantes de dose (régimes dose densifiée ou régimes doses intensifiées) - reste la clef de voûte du traitement de première ligne, l'identification progressive d'entités anatomo-cliniques au sein des lymphomes, ainsi que de facteurs pronostiques, a conduit à une diversification justifiée des stratégies thérapeutiques, basées sur la chimiothérapie (et peu ou pas sur la radiothérapie) à laquelle sont venus s'ajouter depuis la fin des années 1990 des anticorps monoclonaux, au premier rang desquels vient l'anticorps anti-CD20 « rituximab ». Le rituximab est en effet le premier anticorps monoclonal dont l'indication a été reconnue pour le traitement des lymphomes de phénotype B.

Plusieurs études randomisées ont démontré son activité dans les lymphomes folliculaires, les lymphomes diffus à grandes cellules B, les lymphomes du manteau, survenant chez des patients non préalablement traités ou en situation de rechute. Des études non randomisées ont démontré son activité dans d'autres sous-types histologiques de lymphome B. Du fait de son activité importante et de sa faible toxicité, le rituximab a transformé le devenir des lymphomes agressifs de phénotype B.

Pour être validée, une stratégie nouvelle doit faire l'objet d'études de faisabilité, puis être évaluée comparativement dans des essais prospectifs, portant dans l'idéal sur une entité aussi homogène que possible et fréquente. Les données les plus solides - dans le domaine des lymphomes agressifs - ont à ce jour été obtenues dans le lymphome diffus à grandes cellules B - de présentation clinique « agressive ». Ainsi, la combinaison du régime CHOP au rituximab (R-CHOP) est devenu le traitement de référence de cette variété histologique de lymphome.

Cette revue concerne pour l'essentiel cette entité, la plus fréquente au sein des lymphomes non hodgkiniens qui compte pour environ 60 % des lymphomes agressifs. Les problèmes thérapeutiques posés par les lymphomes T périphériques seront succinctement abordés ; ne seront pas traités les lymphomes du manteau, les lymphomes de Burkitt, les lymphomes lymphoblastiques, entités rares auxquelles la majorité des équipes applique des stratégies utilisées dans les leucémies aiguës et les rares lymphomes liés au virus HTLV1 qui bénéficient d'approches thérapeutiques antivirales. Les lymphomes liés au VIH font l'objet d'un autre chapitre.

Certaines présentations extraganglionnaires (digestive, cutanée ou cérébrale) ne sont pas abordées en tant que telles, car elles ne dérogent pas aux grandes lignes développées ci-dessous. Les lymphomes survenant chez les sujets âgés étant traités ailleurs dans cette monographie, nous axerons ce qui suit sur les patients adultes de moins de 80 ans.

Le concept de lymphome « agressif » est clinique, il ne figure pas dans les classifications histopathologiques et s'applique aux formes que caractérisent à la fois une évolution spontanée rapide et sévère et une possibilité de guérison après traitement. Les stratégies thérapeutiques développées ici concernent pour l'essentiel cette variété histologique, conçue comme une entité homogène, même si les outils phénotypiques et moléculaires reconnaissent en son sein des sous-entités, telles que par exemple le lymphome anaplasique ou le lymphome B à grandes cellules du médiastin.

Sur quels facteurs pronostiques doit-on baser le traitement ?

Le début des années 1990 a été consacré à l'identification des patients dont la maladie ne guérissait pas avec un régime de polychimiothérapie conventionnel et pour lesquels une stratégie thérapeutique plus intensive pouvait être envisagée. L'étude de plusieurs séries a mis en évidence, par analyse uniparamétrique, des caractéristiques préthérapeutiques prédictives de la réponse au traitement et de la survie. L'association de ces variables entre elles, après qu'elles ont été identifiées comme indépendantes par analyse multiparamétrique, a conduit à des modèles (ou index) pronostiques permettant la stratification des patients en groupes de pronostic différent et par conséquent de décider d'un traitement - intensifié ou allégé - adapté.

Le modèle universellement adopté est actuellement l'« Index pronostique international » [1], basé sur cinq facteurs ayant gardé une valeur pronostique indépendante après analyse multiparamétrique : **l'âge, le stade Ann Arbor (localisé I/II *versus* étendu III/IV), le taux sérique de LDH, l'indice de performance et le nombre de sites extraganglionnaires**. Quatre groupes de patients dont la survie à cinq ans diffère significativement ont été identifiés (*Tableau I*). Si l'on considère les patients âgés de moins de 60 ans, seuls susceptibles de tolérer des protocoles thérapeutiques plus intensifs, trois paramètres indépendants subsistent : **le stade Ann Arbor, l'indice de performance et le taux de LDH**. Un « modèle ajusté sur l'âge » construit avec ces trois variables identifie à nouveau quatre groupes pronostiques dont la survie à cinq ans diffère (*voir Tableau I*). De la même façon, cet index à trois variables peut s'utiliser pour les patients âgés de plus de 60 ans.

Le début des années 2000 fut marqué par l'utilisation des anticorps monoclonaux au premier rang desquels vient l'anticorps anti-CD20, rituximab, dans le traitement des lymphomes de phénotype B. Récemment, l'amélioration du taux de réponse au traitement obtenu avec l'addition du rituximab a modifié le taux de survie des groupes pronostiques définis sur la base de l'IPI [2] (*voir Tableau II*).

Tableau I
Modèle pronostique : l'index international (IPI) [1]

Groupe de risque	Nombre de facteurs	Rémissions complètes (%)	Survie à 5 ans (%)
Faible	0 ou 1	87	73
Faible intermédiaire	2	67	51
Fort intermédiaire	3	55	43
Fort	4 ou 5	44	26

Groupe à risque	Nombre de facteurs	Survie sans récidive (%) (à 5 ans)	Survie (%) (à 5 ans)
Index (tout âge)			
Faible	0 ou 1	70	73
Faible-intermédiaire	2	50	51
Haut-intermédiaire	3	49	43
Haut	4 ou 5	40	26
Index (âge < 60)			
Faible	0	86	83
Faible-intermédiaire	1	66	69
Haut-intermédiaire	2	53	46
Haut	3	58	32

Tableau II
Résultats obtenus avec un IPI révisé ; patients atteints de lymphome diffus à grandes cellules B traités par R-CHOP [2]

Groupe à risque et nombre de facteurs	Patients (%)	Survie à 4 ans (%)
IPI standard		
0,1	28	86
2	27	61
3	21	54
4,5	24	58
IPI révisé		
0	10	92
1,2	45	82
3,4,5	45	58

La majorité des essais thérapeutiques entrepris depuis le milieu des années 1990 et jusqu'à ce jour stratifie toujours les patients selon l'Index pronostique international, c'est-à-dire sur des paramètres cliniques simples et reproductibles. D'autres facteurs pronostiques, d'individualisation plus récente, seront certainement dans le futur proche intégrés dans de nouveaux index pronostiques. Tout d'abord le **phénotype cellulaire B ou T** : une large étude a montré qu'au sein des lymphomes à grandes cellules (excluant la variété anaplasique CD30+) l'immunophénotype T s'accompagne d'un taux plus élevé de rechutes [3]. D'**autres facteurs biologiques** reflètent plus directement les caractéristiques des cellules tumorales (prolifération, survie, dissémination, résistance au traitement). Dans les lymphomes diffus à grandes cellules B, de nombreux facteurs ont été proposés car corrélés négativement à la survie, parmi lesquels **l'index de prolifération tumorale** mesuré par le niveau d'expression immunohistochimique de *Ki67*, l'hyperexpression par les cellules tumorales de la **protéine bcl-2** indépendante de l'existence d'une translocation t (14;18) ou encore le degré d'expression par les cellules tumorales de la protéine p53 corrélée à la présence de **mutations du gène p53**. Pour être définitivement retenus, ces facteurs pronostiques nouveaux devront encore être validés sur de larges séries de patients aussi homogènes que possible sur le plan histophénotypique et thérapeutique.

Ces dernières années ont surtout été marquées par la mise en évidence d'une hétérogénéité biologique des lymphomes diffus à grandes cellules B par l'analyse des profils d'expression génique (« transcriptome » à partir de l'ARN). Jusque-là considérée comme homogène, l'entité se décompose en, au moins, un groupe de tumeurs présentant une signature transcriptionnelle proche de celle des cellules lymphocytaires B du centre germinatif d'un ganglion normal et en un groupe ayant une signature différente, « post-germinative ». Ces études ont montré que l'on pouvait définir des signatures transcriptionnelles associées au pronostic. Plusieurs modèles pronostiques ont été proposés, basés sur le regroupement « prédicteur » d'un certain nombre de gènes parmi lesquels ceux reflétant l'origine centro-germinative, le taux de prolifération, la présence de cellules immunitaires réactionnelles ou de cellules stromales au sein de la tumeur. Ces modèles se sont avérés discriminants au sein de sous-groupes définis par l'IPI *(voir chapitre de C. Thieblemont et Ph. Gaulard).*

Quelle est la signification pronostique de la réponse au traitement ?

Elle est déterminante. L'obtention d'une **réponse complète ou assimilée** (diminution des masses tumorales supérieure à 75 %) est nécessaire à l'obtention d'une survie prolongée. En revanche, le pronostic des malades en **réponse partielle** (50 % à 75 %) est considéré comme péjoratif. Néanmoins, le diagnostic de **réponse partielle** s'est longtemps heurté à l'impossibilité de différencier certaines masses résiduelles actives de celles fibreuses inactives. Les limites avérées de la tomodensitométrie (TDM) ont suscité le recours à des techniques de médecine nucléaire. Les techniques isotopiques utilisant le [67Ga] gallium (et de façon plus récente en acquisition tomographique) pour détecter les masses résiduelles actives ont rapidement été abandonnées en raison d'une faible sensibilité au profit de la tomographie à émission de positons (TEP) fournissant une information sur le métabolisme tissulaire. Cette technique repose sur l'hypercatabolisme du glucose par les cellules tumorales. Un analogue du glucose marqué - le [18F] Fluorodésoxyglucose (^{18}FDG) - est utilisé. Il est capté par les cellules métaboliquement actives et, contrairement au glucose, sa phosphorylation l'empêche d'en ressortir. Se trouvant alors dans une impasse métabolique, il s'accumule dans la cellule. La fixation tissulaire du ^{18}FDG reflète donc le métabolisme glucidique cellulaire. Cette captation dépend de l'activité proliférative et du nombre de cellules viables de la tumeur. Ce système peut être couplé à la tomodensitométrie (TEP-TDM) permettant ainsi d'associer à l'information métabolique la résolution spatiale et l'information morphologique de la tomodensitométrie. La TEP apparaît donc comme plus sensible et plus spécifique que la TDM. L'utilisation de la TEP associée à la TDM a ainsi permis d'accroître la performance du bilan lésionnel pré-thérapeutique par rapport à l'utilisation de la seule TDM, permettant ainsi une détection plus exhaustive des lésions nodales et extranodales (voir revue générale *in* [4]).

La TEP permet également d'améliorer la qualité du bilan d'évaluation du traitement. Devant des masses résiduelles à la TDM, elle permet de faire disparaître le statut de rémission complète incertaine (RCI) et aboutit au démembrement du statut de rémission partielle (RP) en différenciant les masses fibreuses (RC) des masses actives (RP). Jerusalem *et al.* démontrent les premiers la valeur pronostique de la TEP en fin de traitement chez 54 patients traités pour un lymphome de Hodgkin ou un lymphome non hodgkinien agressif. Chez ces malades, la persistance d'une hyperfixation du ^{18}FDG (TEP positive) en fin de traitement s'accompagne d'une survie sans progression et d'une survie globale à un an significativement inférieures (0 % contre 86 % et 50 % contre 92 % respectivement, $p < 0,0001$). La démonstration dans cette étude de la persistance de cellules tumorales viables au sein des masses résiduelles en fin de traitement confère également à la TEP une valeur pronostique supérieure à celle de la TDM (100 % contre 42 %) dans la prédiction des rechutes. La supériorité pronostique avérée de la TEP en fin de traitement incite à la réalisation d'études testant sa valeur pronostique plus précocement, les patients étant séparés après quelques cycles de chimiothérapie en deux catégories en fonction de la positivité ou non de l'examen. Ainsi, chez 70 patients présentant un lymphome agressif en première ligne de traitement, une TEP positive à mi-traitement est constatée chez 33 patients. Aucun de ces patients n'atteint le statut de rémission complète durable contre seulement 6/37 dans le groupe TEP négative, conférant au résultat de cet examen une valeur pronostique significative ($p < 0,00001$) tant en survie sans progression qu'en survie globale, et en analyse multiparamétrique une valeur pronostique supérieure à celle de l'IPI pour ces deux paramètres. Cette valeur pronostique de la TEP est également mise en évidence chez des patients dont la stratégie thérapeutique inclut une intensification thérapeutique suivie d'autogreffe [5]. La TEP joue donc potentiellement un rôle pronostique important dans l'évaluation de la réponse préalable à une autogreffe de consolidation et modifie le concept de chimiosensibilité utilisé pour sélectionner les patients susceptibles d'en bénéficier.

Plusieurs études évaluent encore plus précocement la valeur pronostique de la TEP chez des patients traités en première ligne pour un lymphome non hodgkinien agressif. Dans une étude portant sur 90 patients traités par une chimiothérapie de type CHOP (combinée ou non à du rituximab) et suivie ou non d'une intensification thérapeutique, il est mis en évidence une survie sans événement et une survie globale significativement supérieures (82 % contre 43 %, $p < 0,001$ et 90 % contre 61 %, $p < 0,006$ respectivement) chez les patients dont la TEP est négative après deux cures de chimiothérapie [6]. Aussi et conformément aux recommandations récemment publiées émanant d'un groupe international d'experts dont l'objectif était de proposer une actualisation consensuelle des critères de réponse dans les lymphomes, la TEP doit désormais être utilisée pour évaluer la réponse au traitement [7]. Enfin, plusieurs études contrôlées en cours dans le monde visent à démontrer l'impact potentiel sur la survie d'une modification de traitement (intensification ou allégement) décidée sur les données de la TEP effectuée après un nombre limité de cures.

Quelles sont les stratégies thérapeutiques ?

Traitement des formes étendues de lymphomes diffus à grandes cellules B

Le régime R-CHOP qui combine du rituximab au CHOP (cyclophosphamide, doxorubicine, vincristine et prednisone, *voir Tableau III*) est considéré aujourd'hui comme le traitement standard de première ligne des patients jeunes et âgés atteints de lymphome diffus à grandes cellules B. Trois études randomisées ont permis d'établir la supériorité de ce traitement immuno-chimiothérapique sur d'autres traitements (*Tableau IV*). Les résultats obtenus dans l'étude LNH-98-5 menée par le GELA ont été récemment actualisés. Avec un suivi médian de cinq ans, la persistance d'un avantage significatif pour les patients traités par R-CHOP est établie [8, 9] (*Tableau V*). Dans cette étude, les patients atteints de lymphome

Tableau III

Régime CHOP de première génération [8] : une phase d'induction de quatre cycles suivie d'une phase de consolidation des quatre mêmes cycles

Doxorubicine	50 mg/m^2	J1
Cyclophosphamide	750 mg/m^2	J1
Vincristine	1,4 mg/m^2 (max 2 mg)	J1
Prednisone	60 mg/m^2	J1 à J5

J1 = J21.

Tableau IV
Études randomisées comparant le CHOP et le R-CHOP chez des patients atteints de lymphome diffus à grandes cellules B

	Coiffier [8]	**Habermann [11]**	**Pfreundschuh [10]**
Contexte	60-80 ans Pas de stade I CHOP	60-80 ans Pas de stade I Maintenance	< 60 ans IPI 0-1 CHOP ou régime apparenté
Suivi médian	5 ans	2,7 ans	2 ans
Taux de RC R-CHOP CHOP	 75 % 63 %**	 78 % 77 %	 85 % 65 %**
Taux de progression précoce R-CHOP CHOP	 9 % 22 %**	 15 % 17 %	 16 % 5 %**
Rechutes R-CHOP CHOP	 34 % 20 %**	Non rapportées	Non rapportées
Survie sans événement R-CHOP CHOP	 3,8 ans 1,1 ans**	 3,4 ans 2,4 ans	Survie sans rechute à 2 ans 81 % 58 %**
Survie sans progression R-CHOP CHOP	Non atteinte 1,0 an**	Non rapportée	Non rapportée
Survie globale R-CHOP CHOP	Non atteinte 3,1 ans**	Pas différente	Survie à 2ans 95 % 85 %**

* p < 0,05, ** p < 0,01.

Tableau V
Survie à cinq ans observée dans l'étude du GELA comparant huit cycles de R-CHOP à huit cycles de CHOP chez des patients âgés atteints de lymphome diffus à grandes cellules B [9]

	R-CHOP	**CHOP**	**p value**
Médiane de survie sans événement	3,8 ans	1,1 an	= 0,00002
Survie sans événement à 5 ans	47 %	29 %	
Médiane de survie sans progression	Non atteinte	1 an	< 0,00001
Survie sans progression à 5 ans	54 %	30 %	
Médiane de survie	Non atteinte	3,1 ans	= 0,0073
Survie à 5 ans	58 %	45 %	

diffus à grandes cellules B d'âge compris entre 60 et 80 ans étaient traités par huit cycles de CHOP ou de R-CHOP. La différence observée entre les deux traitements était déjà statistiquement significative pour la survie sans événement, la survie sans progression et la survie globale avec un suivie médian d'un an seulement. Ces résultats n'ont fait que se confirmer avec le temps (*Figure 1*).

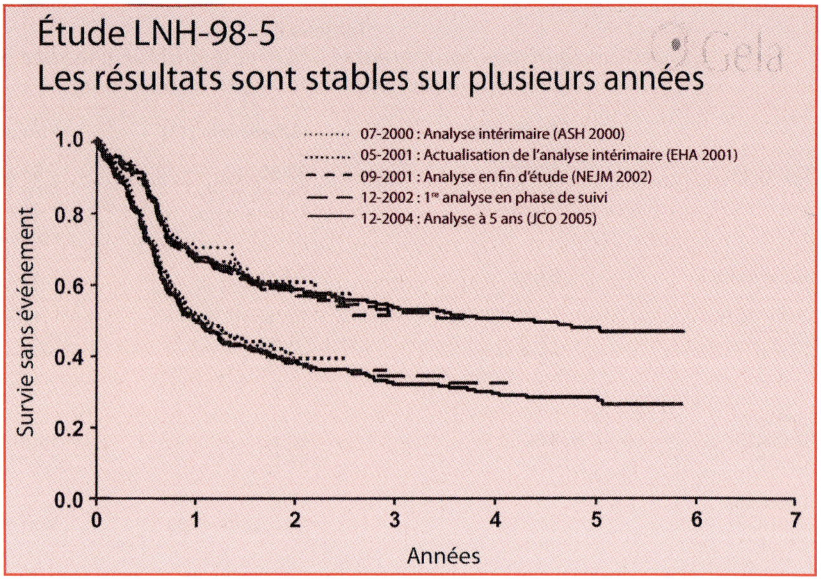

Figure 1. Résultats obtenus dans l'étude LNH-98-5 menée par le GELA.

L'étude allemande MINT a comparé un traitement par six cycles de R-CHOP (ou régime apparenté) ou de CHOP (ou régime apparenté) chez des patients jeunes présentant un lymphome diffus à grandes cellules B de faible risque sur la base de l'IPI ajusté sur l'âge (de 0 ou 1) [10]. Avec un suivi médian de 34 mois, le traitement immuno-chimiothérapique s'est avéré supérieur en terme de survie sans rechute (76 % comparé à 60 % à deux ans). Le taux de rémission complète était significativement différent (81 % *versus* 67 %, p < 0,0001) ainsi que le taux de maladie progressive pendant le traitement (15 % *versus* 4 %, p < 0,0001). Enfin, le taux de survie globale à deux ans était significativement supérieur (94 % *versus* 87 %, p < 0,0001).

L'étude américaine (ECOG/SWOG/CALGB) a également permis de montrer des résultats supérieurs avec l'addition du rituximab au CHOP *versus* le CHOP seul en terme de survie sans rechute [11]. Cependant, la complexité du schéma de l'étude a rendu la comparaison de cette étude avec les deux autres études précédemment détaillées difficile. De plus, le fait de délivrer significativement moins de rituximab explique probablement les moins bons résultats obtenus. Néanmoins, cette étude reste intéressante en ce qui concerne la deuxième randomisation ciblant plus spécifiquement l'utilisation du rituximab chez des patients en rémission complète ou partielle. Si le rituximab utilisé en traitement d'entretien permet de diminuer la fréquence des rechutes chez des patients traités par CHOP seul, il n'a pas été montré d'effet chez des patients recevant un traitement d'induction par R-CHOP. Il s'agit là de la seule étude à ce jour publiée, ayant évalué le bénéfice d'un traitement d'entretien par rituximab chez des patients atteints de lymphome diffus à grandes cellules B traités en première ligne par le régime R-CHOP ; néanmoins, ce résultat négatif mérite d'être confirmé chez des patients à haut risque de rechute, notamment, après autogreffe effectuée en situation de rechute chimio-sensible (étude CORAL).

Dans une étude réalisée en Colombie britannique, comparant deux larges populations traitées successivement [12], la première par CHOP, la seconde par R-CHOP, les résultats obtenus dans l'étude du GELA ont été reproduits. La survie sans progression comme la survie globale ont, en effet, été significativement améliorées par l'adjonction du rituximab.

Néanmoins, si le régime R-CHOP a grandement amélioré le pronostic des patients à faible risque, des progrès restent nécessaires chez les patients à haut risque, qu'ils soient jeunes (d'âge inférieur à 60-65 ans) ou plus âgés (d'âge inférieur à 80 ans).

• **Ainsi, chez les patients jeunes se présentant avec un lymphome de haut risque sur la base de l'IPI ajusté sur l'âge (de 2 ou 3)**, des régimes « dose densifiés » tels que le R-CHOP14 ou « dose intensifiés », pour les deux molécules majeures que sont la doxorubicine et le cyclophosphamide combinés au rituximab, et délivrés tous les 14 jours (comme le R-CHOP14), tels le R-ACVBP (*Tableau VI*), le R-Mega-CHOEP [13] ou le R-CEEP, sont actuellement testés dans le cadre d'études de phase II (dont les études 03-3B et 03-39B du programme 03-B du GELA, en cours d'analyse [14]) ou de phase III (études menées par le groupe allemand ou étude en cours du GOELAMS, notamment). Dans ces dernières études, la place de l'intensification thérapeutique suivie d'autogreffe tentera aussi d'être mieux précisée - dans l'ère du rituximab -, sur des populations de patients plus homogènes que par le passé.

Tableau VI

Régime de polychimiothérapie séquentielle ACVBP : une phase d'induction de quatre cycles d'ACVBP suivie d'une phase de consolidation séquentielle [19]

Doxorubicine	75 mg/m^2	J1
Cyclophosphamide	1 200 mg/m^2	J1
Vindesine	2 mg/m^2	J1 et J5
Bléomycine	10 mg	J1 et J5
Prednisone	60 mg/m^2	J1 à J5
Méthotrexate intrathecal	15 mg	J2

J1 = J15 (ou J21 selon l'âge)

Phase de consolidation séquentielle du régime ACVBP :

Méthotrexate 3 g/m^2 ← Ifosfamide : 1 500 mg/m^2 VP16 : 300 mg/m^2 → Cytarabine 100 $mg/m^2 \times$ 4 jours

Semaines

10 12 14 16 18 20 22 24

• **Chez les patients plus âgés se présentant avec un lymphome de haut risque sur la base de l'IPI ajusté sur l'âge (de 1 à 3)**, le bénéfice d'un régime « dose densifié », tel que le R-CHOP14 comparé au traitement standard représenté aujourd'hui par le R-CHOP21, tente d'être démontré dans plusieurs études randomisées, actuellement en cours, telle l'étude 03-6B du GELA [15], sachant que le nombre optimal de cures (six *versus* huit) devra aussi être défini. À cet égard, il convient de citer l'étude RICOVER conduite par le groupe allemand DSHNHL qui a porté sur 1 200 patients et établi la supériorité du régime R-CHOP14 sur le régime CHOP14 [16] ; dans cette étude, et de façon encore préliminaire, il semble qu'un taux de survie inférieur ait été observé chez les patients ayant reçu huit cures *versus* six cures de R-CHOP14.

Utilisation des érythropoïétines (EPO) au cours des traitements chimiothérapiques

L'anémie est fréquente chez les patients atteints de cancer au cours des traitements chimiothérapiques et radiothérapiques. Les estimations réalisées font état d'une anémie modérée (hémoglobine Hb < 11 g/dl) chez une large majorité des patients avec une incidence d'anémie sévère ou menaçant la vie (Hb < 8 g/dl) pouvant toucher 80 % des patients selon le type de chimiothérapie et de cancer. Dans les lymphomes agressifs et dans l'étude CHOP/R-CHOP, 72 % des patients avaient au diagnostic un taux d'hémoglobine < 13 g/dl. Au cours des cycles successifs de chimiothérapie, 92 % des patients ont eu un taux d'hémoglobine < 13 g/dl. Un tiers des patients ont été transfusés pour une anémie symptomatique avec un taux d'hémoglobine < 8-9 g/dl.

Les transfusions ont été traditionnellement la façon la plus rapide de réduire les symptômes liés à l'anémie induite par la chimiothérapie mais elles ne peuvent toujours pas être considérées comme complètement sûres. L'anémie est particulièrement mal tolérée chez le sujet âgé et au cours des traitements intensifs.

Les nombreuses études rapportées dans le traitement par les érythropoïétines des anémies chimio-induites confirment l'efficacité sur les buts principaux : diminution des transfusions et amélioration de la qualité de vie et des fonctions cognitives associées à une augmentation du taux d'Hb.

En raison des risques éventuels de majoration d'accident thromboembolique, il est recommandé de ne pas dépasser 12 g/dl comme but du traitement.

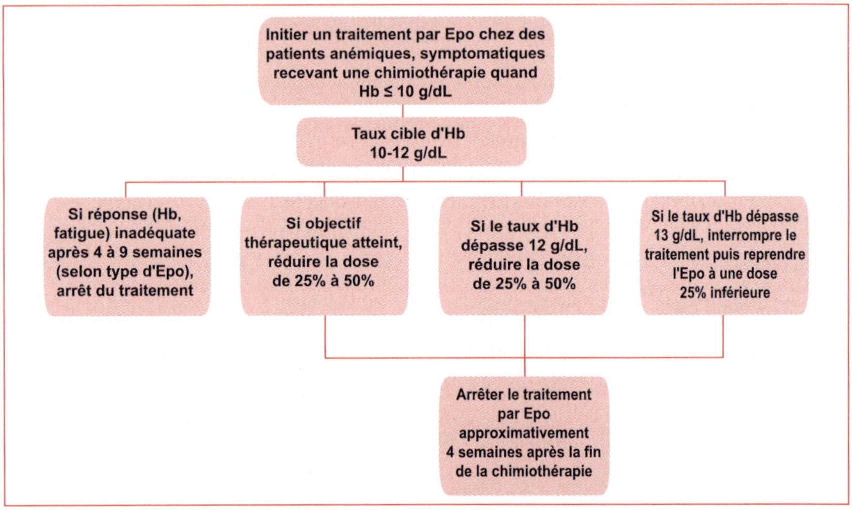

Schéma d'administration des EPO selon les RCP revus et autorisés en 2008 par l'EMEA

Quelle place pour l'intensification thérapeutique suivie d'autogreffe ?

En première ligne de traitement, le principe d'intensification thérapeutique suivie d'autogreffe a surtout été appliqué à des patients présentant des facteurs de mauvais pronostic, en règle deux ou trois, sur la base de l'IPI ajusté sur l'âge ; l'obtention préalable d'une bonne réponse à un traitement d'induction a été identifiée comme un facteur pronostique déterminant et plusieurs études ont établi que les taux de survie à cinq ans se situaient entre 60 % et 70 % ; si des études ont démontré la supériorité de l'autogreffe en première bonne réponse chez des patients à haut risque de rechute [17, 18], d'autres ont échoué, voire même démontrent l'infériorité de cette procédure [19]. Ces données contradictoires suggèrent que seule une fraction des patients repérés comme à haut risque au diagnostic sur la base de l'IPI bénéficient de cette approche. Dans l'ère actuelle du rituximab, les indications d'autogreffe sont aujourd'hui revues à la lumière des nouveaux facteurs pronostiques disponibles, tels que la réponse précoce au traitement évaluée par la TEP. Ainsi, le GELA vient d'activer une étude de phase II randomisée (étude 07-3B) visant à comparer chez des patients jeunes à haut risque les deux régimes d'induction R-ACVBP et R-CHOP14 ; dans cette étude, seuls les patients insuffisamment répondeurs précocement (à l'issue des deux premières cures de chimiothérapie) sur la base de la TEP recevront une intensification suivie d'autogreffe, les bons répondeurs (TEP précocement négatif) poursuivant le régime auxquels ils se sont avérés sensibles (R-ACVBP ou R-CHOP14) sans autogreffe.

Problèmes spécifiques posés par les formes localisées de lymphome à grandes cellules B : faut-il abandonner la radiothérapie conventionnelle ?

Le traitement des lymphomes agressifs de stade I-II a évolué durant ces vingt dernières années. D'abord basé sur la radiothérapie exclusive, puis sur l'association de trois cures de CHOP et d'une radiothérapie focale, il évolue vers une chimiothérapie exclusive qui donne de meilleurs taux de survie (de l'ordre de 90 %), y compris dans les formes localisées ne présentant aucun autre facteur de mauvais pronostic de l'IPI, chez les sujets jeunes [20] comme chez les sujets âgés [21]. L'apport du rituximab combiné au régime ACVBP est actuellement évalué dans l'étude 03-1B du GELA portant sur des sujets jeunes. Le groupe allemand compare, chez des patients à très bon risque (aa-IPI = 0, à l'exclusion des fortes masses tumorales), l'administration de six cures *versus* quatre cures seulement de R-CHOP21 (étude FLYER) tandis que chez les patients avec un seul facteur de mauvais pronostic sur la base de l'IPI ajusté sur l'âge, il compare l'administration de six cures de R-CHOP21 à six cures de R-CHOP14 (étude UNFOLDER).

Enfin, la place d'un traitement de clôture - après immuno-chimiothérapie - par anticorps anti-CD20 radio marqués (à l'Yttrium, notamment) est également en cours d'évaluation.

Problèmes spécifiques posés par les lymphomes T

Les lymphomes T périphériques auxquels sont assimilés les lymphomes dérivés des cellules NK ne représentent que 12 % de l'ensemble des lymphomes et recouvrent un nombre important d'entités répertoriées dans la classification OMS 2001. À l'exception des lymphomes à grandes cellules anaplasiques, leur pronostic est plus péjoratif que celui des lymphomes B à grandes cellules auxquels ils ont été comparés [22, 23]. Le taux de réponse complète après chimiothérapie comportant des anthracyclines est inférieur à celui des lymphomes B dès lors qu'il existe plus d'un facteur défavorable de l'IPI, de 50 % à 70 % et l'incidence des rechutes est plus élevée. Les taux de survie à long terme n'excèdent en règle pas 10 % à 30 %. Un certain nombre de questions dont la liste n'est pas exhaustive méritent d'être explorées :

- Faut-il traiter de façon identique les principales variétés de lymphomes T/NK (T-LAI, T-NOS et NK de type nasal) ou les séparer pour leur proposer des traitements différents ?

- L'autogreffe en première rémission, qui n'a pas fait la preuve de son efficacité sur la base de l'analyse comparative de séries rétrospectives de patients atteints de lymphomes à grandes cellules B, doit-elle toujours être considérée ?

- Les agents cytostatiques tels la gemcitabine ou les analogues des purines, utilisés seuls ou en association, ont-ils un intérêt potentiel ?

- Existe-t-il une place pour les anticorps monoclonaux tel l'alemtuzumab ?

- Enfin, existe-t-il pour les lymphomes T un effet allogénique qui justifierait d'évaluer l'intérêt de la greffe de moelle allogénique ?

Conclusions

Des incertitudes demeurent, justifiant la poursuite d'études prospectives. On ne peut se satisfaire des résultats obtenus avec le régime R-CHOP chez les patients atteints de lymphome diffus à grandes cellules B, présentant des facteurs de mauvais pronostic, notamment chez les sujets jeunes. La prise en compte de facteurs pronostiques est essentielle à la décision thérapeutique et les modèles pronostiques cliniques doivent s'enrichir de nouveaux paramètres. Le constat que la polychimiothérapie, même intensifiée, ne pourra guérir 100 % des patients conduit à tester des approches complémentaires, notamment d'immunothérapie tels les anticorps radio-marqués ou la combinaison d'une immuno-chimiothérapie désormais classique à de nouvelles molécules, tels les anti-angiogéniques.

Références

1. A predictive model for aggressive non-Hodgkin's lymphoma. The International Non-Hodgkin's Lymphoma Prognostic Factors Project. *N Engl J Med* 1993;329:987-94.

2. Sehn LH, Berry B, Chhanabhai M, *et al.* The revised International Prognostic Index (R-IPI) is a better predictor of outcome than the standard IPI for patients with diffuse large B-cell lymphoma treated with R-CHOP. *Blood* 2007;109:1857-61.

3. Gisselbrecht C, Gaulard P, Lepage E, *et al.* Prognostic significance of T-cell phenotype in aggressive non-Hodgkin's lymphomas. Groupe d'Études des Lymphomes de l'Adulte (GELA). *Blood* 1998;92:76-82.

4. Meignan M, Haioun C, Itti E, Rahmouni A, Reyes F. Value of [18F]fluorodeoxyglucose-positron emission tomography in managing patients with aggressive non-Hodgkin's lymphoma. *Clin Lymphoma Myeloma* 2006;6:306-13.

5. Filmont JE, Czernin J, Yap C, *et al.* Value of F-18 fluorodeoxyglucose positron emission tomography for predicting the clinical outcome of patients with aggressive lymphoma prior to and after autologous stem-cell transplantation. *Chest* 2003;124:608-13.

6. Haioun C, Itti E, Rahmouni A, *et al.* [18F]fluoro-2-deoxy-D-glucose positron emission tomography (FDG-PET) in aggressive lymphoma: an early prognostic tool for predicting patient outcome. *Blood* 2005;106:1376-81.

7. Cheson BD, Pfistner B, Juweid ME, *et al.* Revised response criteria for malignant lymphoma. *J Clin Oncol* 2007;25:579-86.

8. Coiffier B, Lepage E, Briere J, *et al.* CHOP chemotherapy plus rituximab compared with CHOP alone in elderly patients with diffuse large-B-cell lymphoma. *N Engl J Med* 2002;346:235-42.

9. Feugier P, Van Hoof A, Sebban C, *et al.* Long-term results of the R-CHOP study in the treatment of elderly patients with diffuse large B-cell lymphoma: a study by the Groupe d'Étude des Lymphomes de l'Adulte. *J Clin Oncol* 2005;23:4117-26.

10. Pfreundschuh M, Trumper L, Osterborg A, *et al.* CHOP-like chemotherapy plus rituximab *versus* CHOP-like chemotherapy alone in young patients with good-prognosis diffuse large-B-cell lymphoma: a randomised controlled trial by the MabThera International Trial (MInT) Group. *Lancet Oncol* 2006;7:379-91.

11. Habermann TM, Weller EA, Morrison VA, *et al.* Rituximab-CHOP versus CHOP alone or with maintenance rituximab in older patients with diffuse large B-cell lymphoma. *J Clin Oncol* 2006;24:3121-7.

12. Sehn LH, Donaldson J, Chhanabhai M, *et al.* Introduction of combined CHOP plus rituximab therapy dramatically improved outcome of diffuse large B-cell lymphoma in British Columbia. *J Clin Oncol* 2005;23:5027-33.

13. Glass B, Reiser M, Metzner B, *et al.* Dose escalated CHOP + etoposide followed by repetitive autologous stem cell transplantation (megaCHOEP) with or without rituximab for primary treatment of aggressive NHL. *Blood* 2005;106:Abstract 1492.

14. Belhadj K FO, Haioun C, Mounier N, *et al.* Rituximab combined to ACVBP (R-ACVBP) as a new inductive treatment followed by high-dose consolidative autotransplantation (HDC) for poor risk diffuse large B-cell lymphoma (DLBCL) in first-line. Preliminary results on 119 patients of a GELA phase II study. *Blood* 2006;108:Abstract 3049.

15. Delarue R, Haioun C, B. Coiffier C, *et al.* Safety of prophylactic use of darbepoetin alfa in patients with diffuse large B-cell lymphoma (DLBCL) treated with R-CHOP 14 or R-CHOP21: preliminary results of the LNH03-6B randomized GELA study. *Blood* 2006;108:Abstract 2436.

16. Pfreundschuh M, Zeynalova S, Lengfelder E, *et al.* Six vs. Eight cycles of bi-weekly CHOP-14 with or without rituximab for elderly patients with diffuse large B-cell lymphoma (DLBCL): results of the completed RICOVER-60 trial of the German high-grade non-Hodgkin lymphoma study group (DSHNHL). *Blood* 2006;108:Abstract 205.

17. Haioun C, Lepage E, Gisselbrecht C, *et al.* Survival benefit of high-dose therapy in poor-risk aggressive non-Hodgkin's lymphoma: final analysis of the prospective LNH87-2 protocol - a groupe d'Étude des lymphomes de l'Adulte study. *J Clin Oncol* 2000;18:3025-30.

18. Milpied N, Deconinck E, Gaillard F, *et al.* Initial treatment of aggressive lymphoma with high-dose chemotherapy and

autologous stem-cell support. *N Engl J Med* 2004;350:1287-95.

19. Gisselbrecht C, Lepage E, Molina T, *et al.* Shortened first-line high-dose chemotherapy for patients with poor-prognosis aggressive lymphoma. *J Clin Oncol* 2002;20:2472-9.

20. Reyes F, Lepage E, Ganem G, *et al.* ACVBP *versus* CHOP plus radiotherapy for localized aggressive lymphoma. *N Engl J Med* 2005;352:1197-205.

21. Bonnet C, Fillet G, Mounier N, *et al.* CHOP alone compared with CHOP plus radiotherapy for localized aggressive lymphoma in elderly patients: a study by the Groupe d'Étude des Lymphomes de l'Adulte. *J Clin Oncol* 2007;25:787-92.

22. Jaffe H. Pathobiology of peripheral T-cell lymphomas. *Hematology* 2006:317-22.

23. Savage K. Aggressive peripheral T-cell lymphomas. *Hematology* 2005:267-77.

Bertrand Coiffier

Service d'Hématologie, Centre hospitalier Lyon-Sud

Comment traiter un lymphome chez un sujet âgé ?

Le devenir d'un malade présentant un lymphome dépend des caractéristiques de la tumeur et de paramètres liés au malade, en particulier son âge et la présence d'autres maladies graves qui peuvent altérer sa capacité à tolérer un traitement. Dans une étude du SWOG *(Southwest Oncology Group)*, les patients âgés avaient une survie plus courte car ils répondaient moins bien au traitement et rechutaient plus souvent [1]. En fait, cela était lié à une intensité de dose de la chimiothérapie administrée plus faible chez les sujets âgés. Dans d'autres études, les patients les plus âgés avaient un taux de décès beaucoup plus important pendant le traitement, alors que ceux qui étaient en rémission complète après traitement avaient un taux de rechute identique à celui des malades plus jeunes. La conclusion de ces anciennes études est que les sujets âgés ont un risque plus important de développer des complications pendant la chimiothérapie, du fait de la possibilité de maladies associées et d'une morbidité plus fréquente avec l'âge vieillissant [2]. Cela n'est pas une raison de proposer un traitement « léger » à ces patients âgés car ils peuvent guérir de leur lymphome comme les patients plus jeunes.

Qu'est-ce qu'un sujet âgé ?

Dans toutes ces études publiées avant 2000, la définition d'un sujet âgé correspond à un patient âgé de plus de 60 ou 65 ans [3]. Avec le vieillissement de la population et les progrès thérapeutiques, cette définition devrait être revue en retenant plus de 70 ans pour les sujets âgés et plus de 80 ans pour les très âgés. Cependant, si la tolérance aux différents traitements peut diminuer avec l'âge, cela n'est pas parfaitement corrélé avec un âge numérique mais avec un âge physiologique tel qu'il est défini dans le *Tableau I.* La majorité de ces caractéristiques définit un sujet âgé comme ayant un âge supérieur à 60 ou 65 ans. Nous adopterons comme définition pour cette revue un âge supérieur à 60 ans pour rester consistant avec les critères internationaux, tout en sachant qu'il n'existe aucune étude ayant montré une survie différente pour les classes d'âge 60-65 ans, 65-70 ans et 70-75 ans. La définition d'un sujet très âgé est encore plus difficile à standardiser ; nous retiendrons ici un âge supérieur à 80 ans.

L'âge est-il un facteur pronostique péjoratif ?

Toutes les études des facteurs pronostiques dans les lymphomes en général ou dans certaines catégories de lymphomes ont mis en évidence une survie globale plus courte

Tableau I
Définitions possibles de "sujet âgé" selon différents standards ou échelles

Standard	Définition	Sujet âgé
Âge	Âge médian des malades atteints de lymphome	> 60-65
Activité professionnelle	Âge de la retraite	> 60-65
Activité journalière	Capacité à effectuer les tâches journalières normales	> 75
Maladies	Altération fonctionnelle de différents organes	> 65
Fonction rénale	Diminution de la filtration glomérulaire et de la sécrétion tubulaire < 50 %	> 70
État hormonal	Ménopause chez la femme	> 50-55
Traitement	Capacité à tolérer une transplantation de moelle allogénique	> 50
Traitement	Capacité à tolérer une transplantation de cellules souches autologues	> 65
Pronostic	Modification des courbes de survie dans l'*International Prognostic Index*	> 60-65

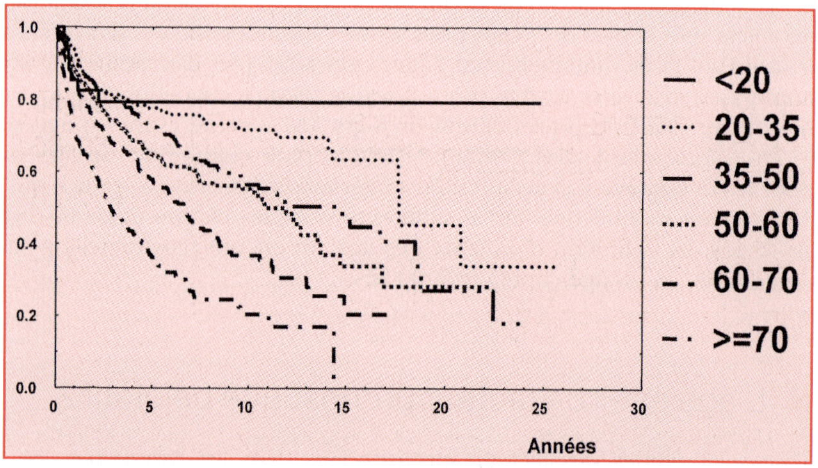

Figure 1. Survie de 2 350 malades ayant un lymphome et traités au CHLS.

des malades âgés, et certaines une survie sans progression également plus courte. La *Figure 1* montre la survie de l'ensemble des malades traités pour un lymphome dans le service du centre hospitalier Lyon-Sud (CHLS) en fonction de leur âge au diagnostic. Ce facteur péjoratif de l'âge apparaît dans toutes les catégories de lymphomes (*Figure 2*). Il se retrouve également lorsque les malades sont stratifiés en fonction d'autres paramètres pronostiques comme le stade ou le *performance status* (*Figures 3 et 4*).

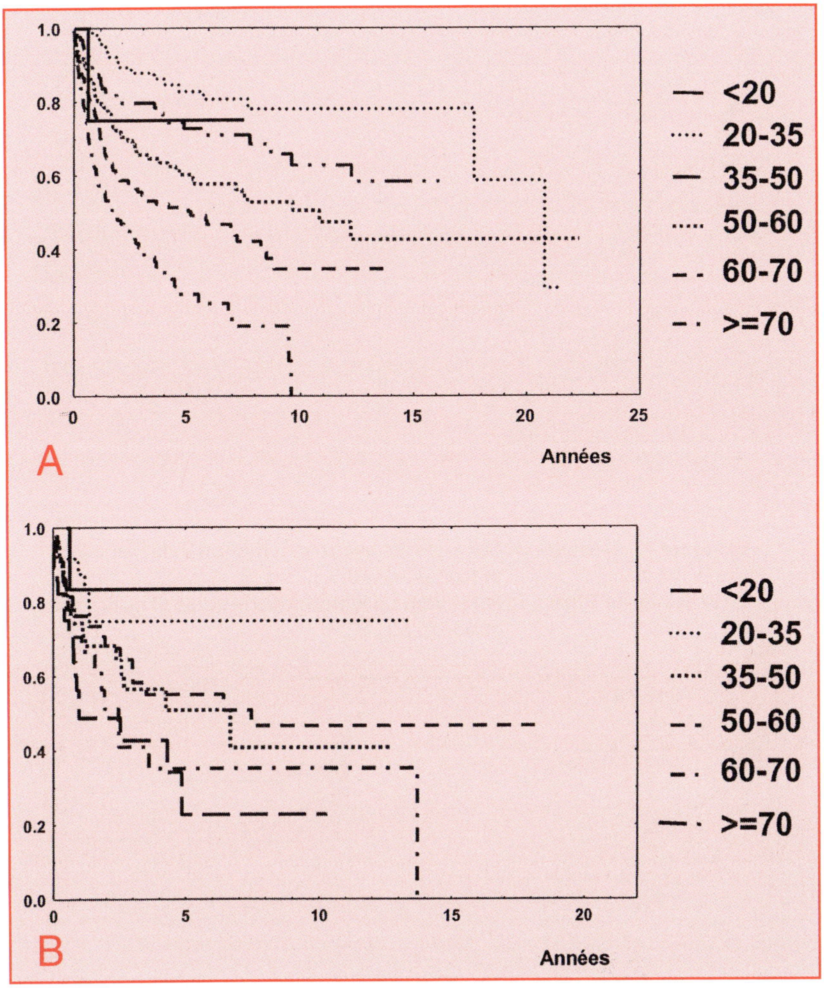

Figure 2. (A) Survie de 707 malades ayant un lymphome à grandes cellules B et traités au CHLS.
(B) Survie de 173 malades ayant un lymphome à cellules T et traités au CHLS.

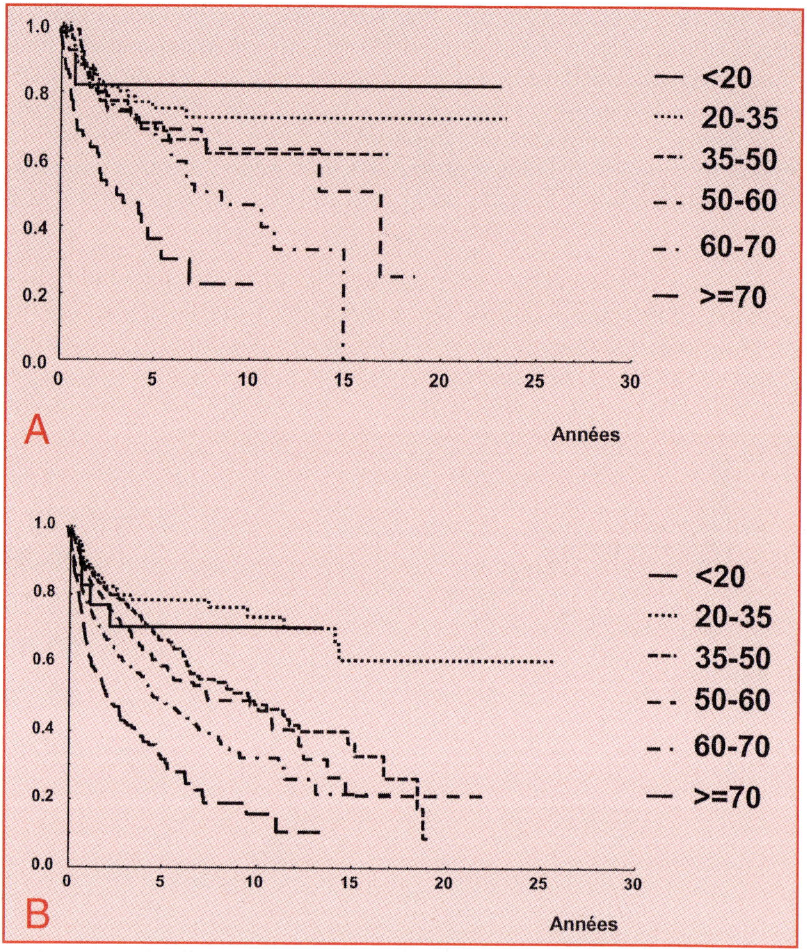

Figure 3. (A) Survie de 420 malades ayant un lymphome de stade II et traités au CHLS.
(B) Survie de 1 388 patients ayant un lymphome de stade III ou IV et traités au CHLS.

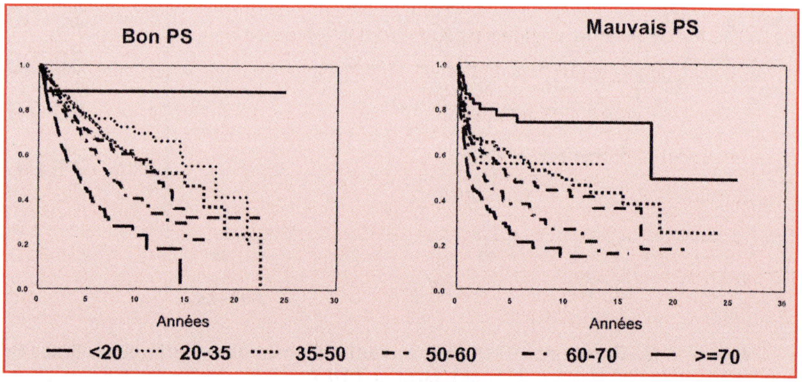

Figure 4. Survie de 2 350 malades ayant un lymphome et traités au CHLS.

Quels lymphomes les sujets âgés présentent-ils ?

Comme le montre le *Tableau II*, les malades âgés de plus de 60 ans présentent plus fréquemment un lymphome à petits lymphocytes ou de type lymphoplasmocytoïde et les malades de plus de 70 ans plus fréquemment un lymphome à grandes cellules B. Le lymphome de la zone marginale ou à cellules du manteau est plus fréquent entre 60 et 70 ans. Les lymphomes à grandes cellules anaplasiques, de Burkitt et lymphoblastique, sont plus rares après 60 ans. Les autres entités ont la même incidence chez le sujet âgé que chez le sujet plus jeune. En dehors du lymphome à grandes cellules B, la fréquence respective des autres entités est inférieure à 10 % et il est probable que les chiffres observés dans cette étude ne soient pas statistiquement significatifs.

On peut donc considérer que le sujet de plus de 60 ans ou de plus de 70 ans présente les mêmes lymphomes que des malades plus jeunes. Il y a peu d'études ayant porté sur la catégorie des malades de plus de 80 ans, mais celles qui existent ne montrent pas de différence nette avec les patients plus jeunes [4]. Dans l'expérience de l'auteur, les lymphomes à grandes cellules B semblent les plus fréquents (46 % de 112 malades) mais la plupart des autres entités peuvent être observées [4, 5].

Tableau II

Fréquence des différents lymphomes parmi les 1 283 malades analysés dans l'étude clinique de la REAL classification en fonction de l'âge [2]

Type histologique	Nombre de patients	Pourcentages de patients				
		< 35	35-49	50-59	60-69	> = 70
Lymphome à petits lymphocytes ou lymphoplasmocytoïde	98	1	14	18	33	34
Lymphome du MALT	108	9	14	24	26	27
Lymphome de la zone marginale (splénique et ganglionnaire)	32	6	22	22	34	16
Lymphome folliculaire	317	8	22	22	26	22
Lymphome à cellules du manteau	72	-	11	31	33	25
Lymphome à grandes cellules B	448	16	15	16	21	32
Lymphome à cellules T périphériques	93	11	18	17	26	28
Lymphome à grandes cellules anaplasiques T ou nulles	32	53	19	6	13	9
Lymphome de Burkitt	9	78	-	11	11	-
Lymphome lymphoblastique	28	68	14	14	4	-
Cas mal classés	46	6	22	20	22	30
Tous types	1 283	13	17	19	24	27

Quelles sont les caractéristiques des lymphomes du sujet âgé ?

Dans une revue récente, les sujets âgés présentant un lymphome étaient de manière prédominante de sexe féminin et avaient un *performance status* plus mauvais, mais les autres caractéristiques du lymphome étaient les mêmes que chez des malades plus jeunes, en particulier le stade, le nombre de localisations extraganglionnaires ou le taux des LDH [2]. Les différences que l'on peut observer pour les différents facteurs pronostiques ou les différentes localisations du lymphome en faveur de différentes classes d'âge sont présentées dans le *Tableau III*. Si l'Index pronostique international (IPI) était moins favorable pour les malades de plus de 60 ans, cela était essentiellement dû au fait que l'âge fait partie de cet index. En effet, l'IPI ajusté à l'âge, basé sur le stade, le PS et le taux des LDH, est identique quel que soit l'âge du malade (*Tableau III*).

Il y a peu de séries étudiant une entité particulière en fonction de l'âge, mais il ne semble pas qu'il existe des différences bien nettes chez les sujets âgés quel que soit le type de lymphome.

Quel traitement entreprendre pour un lymphome indolent du sujet âgé ?

La caractéristique des lymphomes indolents est la difficulté (l'impossibilité) d'obtenir une guérison mais également leur lenteur d'évolution permettant une survie prolongée même en l'absence de rémission complète, sauf en cas de transformation. De ce fait, et encore plus que chez le sujet jeune, un traitement ne doit être entrepris chez le sujet âgé que lorsque la maladie est symptomatique, c'est-à-dire incompatible avec une vie normale en l'absence de traitement. Comme chez le sujet jeune, le traitement est habituellement fonction du lymphome, bien que l'éventail des possibilités soit plus petit.

Dans le cas d'un lymphome folliculaire avec une grosse masse tumorale, un traitement comportant rituximab seul, éventuellement suivi de rituximab en maintenance, permet d'obtenir une réponse satisfaisante dans 70 % des cas avec une durée de réponse de 18 mois environ [6]. Ce traitement peut être repris lors des progressions et le recours à la chimiothérapie classique gardé pour les échecs du rituximab. Dans ce cas une association CHOP ou CVP plus rituximab est le traitement de choix [7]. Le chlorambucil discontinu peut être utilisé chez les malades ayant une contre-indication cardiaque à l'utilisation des anthracyclines.

Dans le cas d'un lymphome à petits lymphocytes ou d'un lymphome du MALT, le chlorambucil discontinu (16 mg/m^2/jour × 5 jours tous les mois), seul ou associé à du rituximab, permet habituellement une régression satisfaisante de la maladie [8].

Tableau III

Caractéristiques principales, cliniques et biologiques, en fonction de l'âge des malades ayant un lymphome. Les malades inclus dans ce tableau sont ceux ayant participé à l'analyse réalisée par le Non-Hodgkin's Lymphoma Classification Project *[2, 22]*

Caractéristiques	**Nombre de malades**	**Pourcentages de malades dans chaque catégorie**				
		< 35	35-49	50-59	60-69	> = 70
Sexe						
Masculin	662	64	51	50	53	45
Féminin	621	36	49	50	47	55
Stade						
I	238	22	17	15	20	22
II	259	28	18	21	20	19
III et IV	746	50	65	64	60	59
Altération de l'état général	234	20	14	17	14	30
Localisations extraganglionnaires > 1	396	29	33	34	29	30
Masse tumorale supérieure à 9 cm	295	26	23	26	23	20
Taux de LDH supérieur à la normale	518	47	37	47	47	49
Envahissement médullaire	417	19	35	38	36	30
Localisation splénique	229	13	20	24	18	14
Localisation digestive	178	14	12	12	14	15
Localisation ORL	122	12	8	11	7	10
Atteinte cutanée	104	7	7	7	9	9
Envahissement hépatique	103	8	11	10	7	5
Atteinte pleurale	73	7	6	7	5	4
Index pronostique international	1 050					
Score 0-1	412	61	61	56	24	18
Score 2	289	22	28	29	31	26
Score 3	174	5	4	6	26	29
Score 4-5	175	12	7	9	19	27
Index pronostique international ajusté en fonction de l'âge	1 108					
Score 0	250	29	24	21	23	20
Score 1	435	37	45	40	39	36
Score 2	301	20	22	29	32	29
Score 3	122	14	8	10	6	16

Pour les lymphomes à cellules du manteau, l'association rituximab plus FCM ou FC (fludarabine, cyclophosphamide, mitoxantrone) permet d'obtenir de bonnes réponses mais habituellement pas durables [9]. Un traitement de maintenance peut être proposé même s'il est moins efficace que dans le lymphome folliculaire [10].

Comment traiter un lymphome agressif chez un sujet âgé ?

Les lymphomes agressifs posent plus de problèmes chez le sujet âgé car, sans thérapeutique correcte, leur évolution est très rapide et un traitement correct comprend la doxorubicine à dose normale. Comme chez le patient jeune, le traitement des lymphomes agressifs chez le sujet âgé doit tenir compte de la présence de facteurs pronostiques péjoratifs. Du fait de leur âge et surtout de la présence d'autres maladies, pendant très longtemps l'attitude a été de considérer que ces patients ne pouvaient pas être traités par les protocoles utilisés habituellement à visée curative chez le sujet jeune. Cette approche est maintenant abandonnée du fait des progrès de la réanimation hématologique, de l'aide des facteurs de croissance hématologiques, et de l'apport du rituximab. Depuis la présentation du GELA en 2000, le traitement de référence des lymphomes agressifs est le R-CHOP [11, 12]. Cette étude a montré que chez les patients de 60 à 80 ans, la toxicité du R-CHOP était acceptable et faible. De plus, le taux de réponse obtenu chez le patient âgé est comparable à celui obtenu chez des malades plus jeunes et les patients en réponse complète ont une très bonne probabilité d'avoir une longue survie quel que soit leur âge (*Figure 5*) [13]. Avec un recul médian qui est maintenant supérieur à sept ans, 50 % des patients sont en rémission complète persistante. Ces résultats ont été confirmés dans d'autres études randomisées [14, 15].

Les questions qui restent à résoudre sont les suivantes : quel traitement pour les patients de mauvais pronostic qui ont une survie nettement insuffisante ? Quel est l'intérêt de l'administration du R-CHOP toutes les deux semaines comparée au standard des trois semaines ?

Quel traitement proposer pour les sujets très âgés (plus de 80 ans) ?

Très peu d'études ont envisagé de manière prospective ces malades et peu de données existent dans la littérature. Ces malades peuvent présenter un lymphome alors que leur état général est correct, leur dépendance minime et leurs fonctions intellectuelles satisfaisantes. Pour ces malades symptomatiques, un traitement est nécessaire en sachant que leur état est instable et qu'il peut très rapidement s'aggraver du fait de la maladie, de l'hospitalisation ou du traitement. Cependant, du fait de leur bon état général, il faut

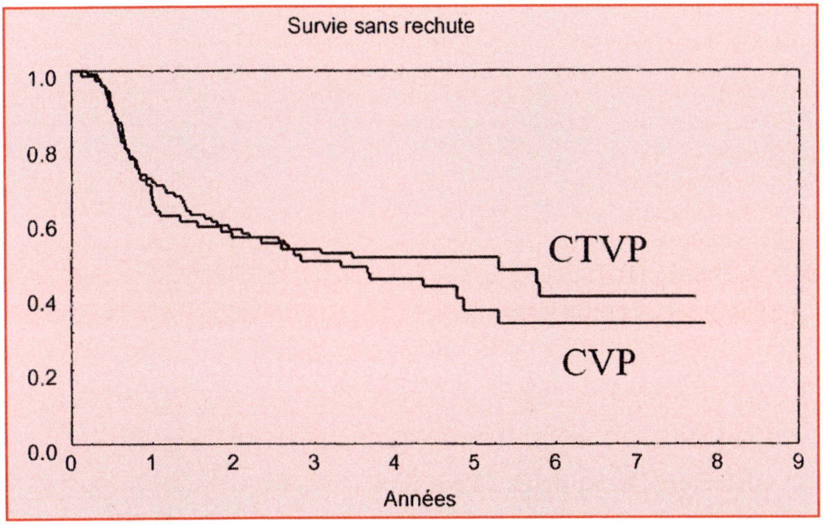

Figure 5. Les patients âgés ont un taux de rémission complète plus faible que les patients jeunes et une survie habituellement plus courte, mais une fois en rémission complète, la survie sans rechute reste excellente, mettant en évidence l'importance d'atteindre une rémission complète avec le traitement initial.

essayer de leur proposer un traitement palliatif permettant une diminution des symptômes. Plusieurs solutions existent, toutes associant la chimiothérapie au rituximab. Chez les patients sans contre-indications aux anthracyclines, une chimiothérapie de type mini-R-CHOP est la plus satisfaisante [16]. Du G-CSF doit être associé systématiquement [17].

Pour les patients ne pouvant tolérer la doxorubicine, nous préférons actuellement l'association ifosfamide plus étoposide sur un ou trois jours en évitant des traitements aplasiants qui nécessiteraient une hospitalisation. Les malades non symptomatiques peuvent attendre l'apparition de symptômes pour être traités. Les malades symptomatiques mais dépendants ou ayant perdu leurs capacités intellectuelles ou ceux ayant une maladie concomitante sévère ou évolutive ne vont pas tolérer un traitement ou vont très rapidement se dégrader lors de l'hospitalisation. Des antalgiques associés à une corticothérapie sont probablement le maximum qu'ils peuvent tolérer et cela permet habituellement le maintien dans un cadre familial.

Quand utiliser un traitement palliatif ?

Un traitement palliatif doit être utilisé lorsque le traitement a très peu de chance de pouvoir obtenir une rémission satisfaisante sur le plan de la qualité de vie et de sa durée. Il s'agit des malades très âgés dépendants, de ceux rechutant après une réponse correcte ou de ceux ne répondant pas au traitement initial. Dans cette dernière catégorie, l'attitude dépend de l'âge et de la présence de maladies associées, les malades les plus jeunes (moins de 70 ans ?) sans maladie associée pouvant bénéficier d'un traitement de rattrapage *(voir ci-dessous).*

Le traitement palliatif a comme ambition de faire diminuer les symptômes présents sans ajouter de toxicité mais permettant d'espérer un bénéfice en qualité de vie. Il doit privilégier les soins à domicile ou en service de jour. En dehors de la corticothérapie pour les phases finales de la maladie, nous utilisons une association IV d'ifosfamide (1 000 mg/m^2) plus étoposide (300 mg/m^2) en un jour toutes les deux à trois semaines en fonction de la tolérance [18].

La chimiothérapie intensive avec autogreffe de cellules souches hématopoïétiques est-elle possible chez le sujet âgé ?

Chez le malade de moins de 60 ans présentant une rechute, la chimiothérapie intensive avec autogreffe est devenue le traitement standard [19]. Ce traitement peut-il être appliqué chez des malades de plus de 60 ans ? Peu d'études ont rapporté des résultats pour cette tranche d'âge mais il ne semble pas que la toxicité de la procédure soit beaucoup plus importante que chez les sujets jeunes [20, 21]. Ce traitement étant plus efficace à long terme que la chimiothérapie standard, il doit être proposé aux malades de moins de 70 ans ayant un lymphome agressif en première rechute et qui n'ont pas de contre-indication. Un bilan soigneux doit être réalisé auparavant, éliminant les malades ayant une contre-indication cardiaque et pulmonaire ou ceux qui ont un état général trop altéré. L'irradiation corporelle totale induit certainement une toxicité supplémentaire chez ces malades et il faut lui préférer un protocole de chimiothérapie comme le CBV (cyclophosphamide, Bicnu et VP-16) ou le BEAM (Bicnu, étoposide, aracytine et melphalan). Dans les lymphomes indolents ou les lymphomes à cellules du manteau, il n'y a pas de résultats montrant de manière définitive que ce traitement permet une survie plus longue, aussi doit-il être réservé aux malades ayant un pronostic défavorable et sans contre-indication, en considérant 65 ans comme âge maximum.

Conclusion

Les sujets âgés ayant un lymphome présentent peu de caractéristiques différentes des malades plus jeunes. Malgré cette absence de différence, la réponse au traitement est plutôt moins bonne et la survie sans progression ainsi que la survie globale sont plus courtes. Cependant, une fois en rémission complète, ces malades peuvent avoir une survie sans progression de la même qualité que les malades plus jeunes. Leur traitement doit donc être sensiblement identique à celui des malades de moins de 60 ans avec la recherche d'une rémission complète comme objectif. Seuls les malades de plus de 80 ans ou ceux présentant d'autres maladies sévères doivent recevoir un traitement palliatif de première intention.

■ Références

1. Dixon DO, Neilan B, Jones SE, *et al.* Effect of age on therapeutic outcome in advanced diffuse histiocytic lymphoma: the Southwest Oncology Group experience. *J Clin Oncol* 1986;4:295-305.

2. The NHLClassification Project. Effect of age on the characteristics and clinical behavior of non-hodgkin's lymphoma patients. *Ann Oncol* 1997;8:973-8.

3. The International Non-Hodgkin's Lymphoma Prognostic Factors Project. A predictive model for aggressive non-Hodgkin's lymphoma. *N Engl J Med* 1993;329:987-94.

4. Thieblemont C, Grossœuvre A, Houot R, *et al.* Non-Hodgkin's lymphoma in very elderly patients over 80 years. A descriptive analysis of clinical presentation and outcome. *Ann Oncol* 2007.

5. Thieblemont C, Coiffier B. Lymphoma in older patients. *J Clin Oncol* 2007;25:1916-23.

6. Coiffier B. First-line treatment of follicular lymphoma in the era of monoclonal antibodies. *Clin Adv Hematol Oncol* 2005;3: 484-505.

7. Coiffier B. Rituximab therapy in malignant lymphoma. *Oncogene* 2007;26: 3603-13.

8. Martinelli G, Laszlo D, Bertolini F, *et al.* Chlorambucil in combination with induction and maintenance rituximab is feasible and active in indolent non-Hodgkin's lymphoma. *Br J Haematol* 2003;123:271-7.

9. Forstpointner R, Dreyling M, Repp R, *et al.* The addition of rituximab to a combination of fludarabine, cyclophosphamide, mitoxantrone (FCM) significantly increases the response rate and prolongs survival as compared with FCM alone in patients with relapsed and refractory follicular and mantle cell lymphomas: results of a prospective randomized study of the German Low-Grade Lymphoma Study Group. *Blood* 2004;104:3064-71.

10. Forstpointner R, Unterhalt M, Dreyling M, *et al.* Maintenance therapy with rituximab leads to a significant prolongation of response duration after salvage therapy with a combination of rituximab, fludarabine, cyclophosphamide, and mitoxantrone (R-FCM) in patients with recurring and refractory follicular and mantle cell lymphomas: results of a prospective randomized study of the German Low Grade Lymphoma Study Group (GLSG). *Blood* 2006;108:4003-8.

11. Coiffier B, Lepage E, Briere J, *et al.* CHOP chemotherapy plus rituximab compared with CHOP alone in elderly patients with diffuse large-B-cell lymphoma. *N Engl J Med* 2002;346:235-42.

12. Feugier P, Van Hoof A, Sebban C, *et al.* Long-term results of the R-CHOP study in the treatment of elderly patients with diffuse large B-cell lymphoma: a study by the Groupe d'Étude des Lymphomes de l'Adulte. *J Clin Oncol* 2005;23:4117-26.

13. Bastion YB, Blay JY, Divine M, *et al.* Elderly patients with aggressive non-Hodgkin's lymphoma: disease presentation, response to treatment, and survival. A Groupe d'Étude des Lymphomes de l'Adulte study on 453 patients older than 69 years. *J Clin Oncol* 1997;15:2945-53.

14. Habermann TM, Weller EA, Morrison VA, *et al.* Rituximab-CHOP versus CHOP alone or with maintenance rituximab in older patients with diffuse large B-cell lymphoma. *J Clin Oncol* 2006;24:3121-7.

15. Pfreundschuh M, Schubert J, Ziepert M, *et al.* Six versus eight cycles of bi-weekly CHOP-14 with or without rituximab in elderly patients with aggressive CD20+ B-cell lymphomas: a randomised controlled trial (RICOVER-60). *Lancet Oncol* 2008;9:105-16.

16. Italiano A, Jardin F, Peyrade F, Saudes L, Tilly H, Thyss A. Adapted CHOP plus rituximab in non-Hodgkin's lymphoma in patients over 80 years old. *Haematologica* 2005;90:1281-3.

17. Aapro MS, Cameron DA, Pettengell R, *et al.* EORTC guidelines for the use of granulocyte-colony stimulating factor to reduce the incidence of chemotherapy-induced febrile neutropenia in adult patients with lymphomas and solid tumours. *Eur J Cancer* 2006;42:2433-53.

18. Tigaud JD, Demolombe S, Bastion Y, Bryon PA, Coiffier B. Ifosfamide continuous infusion plus etoposide in the treatment of elderly patients with aggressive lymphoma. A phase II study. *Hematol Oncol* 1991;9:225-33.

19. Shipp MA, Abeloff MD, Antman KH, *et al.* International consensus conference on high-dose therapy with hematopoietic stem cell transplantation in aggressive non-hodgkin's lymphomas: report of the jury. *J Clin Oncol* 1999;17:423-9.

20. Dumontet C, Ketterer N, Espinouse D, *et al.* Reduced progression-free survival in elderly patients receiving intensification with autologous peripheral blood stem cell reinfusion for multiple myeloma. *Bone Marrow Transplant* 1998;21:1037-41.

21. Kumar SK, Hayman SR, Kyle RA. Autologous stem cell transplantation in the elderly including pre- and post-treatment options. *Bone Marrow Transplant* 2007;40:1115-21.

22. The Non-Hodgkin's Lymphoma Classification Project. A clinical evaluation of the International Lymphoma Study Group classification of non-hodgkins lymphoma. *Blood* 1997;89:3909-18.

Pierre Morel,
Isabelle Dervite

Service d'Hématologie,
CH de Lens

Les examens de surveillance des patients porteurs de lymphome

Quels sont les objectifs de la surveillance des patients traités pour lymphome ?

La surveillance de ces patients a pour but de vérifier l'efficacité immédiate du traitement, puis de dépister les rechutes et les séquelles.

Vérifier l'efficacité du traitement

La réponse est désormais évaluée selon les critères récemment actualisés du Groupe de travail international (*Tableau I*) [1]. Une évaluation exhaustive de la réponse est habituellement menée en fin de première partie de traitement, après trois ou quatre cycles et en fin de traitement. Elle consiste à vérifier par tous les moyens cliniques, radiologiques ou histologiques utilisés initialement l'évolution des localisations initiales. La tomodensitométrie d'émission de positron (FDG-TEP) est désormais indispensable pour l'évaluation des lymphomes agressifs, particulièrement avides de l'isotope. Pour les autres types de lymphome, les performances sont moins claires [2]. De ce fait, la réalisation d'un FDG-TEP initial n'est que recommandée pour les lymphomes diffus à grandes cellules B alors qu'elle est obligatoire pour les autres lymphomes non hodgkiniens (folliculaires, lymphome non hodgkinien du manteau) moins avides de FDG, lorsqu'une évaluation par FDG-TEP est prévue (dans un essai). La sensibilité et la spécificité du FDG-TEP pour la détection d'une maladie résiduelle à l'issue d'un traitement de première intention sont de 72 % et 100 % pour les lymphomes agressifs [2, 3]. Les faux positifs peuvent correspondre à des processus physiologiques (rebond thymique chez l'enfant et l'adulte jeune, graisse brune, activité colique physiologique ou gynécologique cyclique), des infections ou des processus inflammatoires (pneumopathie, sarcoïdose). En général, les causes infectieuses ou inflammatoires sont nettement moins avides ; cependant, en cas de récidive analysée précocement ou de masse résiduelle, l'intensité de fixation peut être tout à fait comparable [2, 3]. Un délai de trois semaines est habituellement recommandé entre la fin de la chimiothérapie et la réalisation de l'examen, ce délai est de deux à trois mois au décours d'une radiothérapie [3]. Lors du traitement des lymphomes diffus à grandes cellules B et des maladies de Hodgkin, des différences statistiquement significatives de survie globale et de survie sans événement ont été retrouvées entre les patients qui négativaient précocement le FDG-TEP et les autres patients [4]. L'évaluation avait été réalisée après le premier cycle [5] ou après le deuxième cycle [4].

L'évaluation médullaire repose essentiellement sur l'histologie. La présence d'une population clonale B minime (< 2 %) en immunocytofluorométrie au sein d'une biopsie ostéomédullaire histologiquement normale doit être considérée comme normale. De même, le

Tableau I
Définition de la réponse selon les nouveaux critères de réponse des lymphomes malins

Réponse	Définition	Localisations ganglionnaires	Foie, rate	Moelle osseuse
Rémission complète	Disparition de toutes les anomalies	1) tumeur avide : FDG-TEP indépendamment de la taille de la masse résiduelle 2) tumeur non avide : régression tomodensitométrique	Non palpables(s), disparition des nodules	Disparition de l'infiltrat Immunohistochimie négative si morphologie équivoque
Rémission partielle	Régression des localisations mesurables. Absence de nouvelles lésions	Régression ≥ 50 % De plus, si tumeur avide : persistance d'au moins une hyperfixation	Régression ≥ 50 % du ou des nodule(s). Pas d'augmentation de taille du foie ou de la rate	Ne participe pas à la définition de la rémission partielle
Stable	Absence de rémission complète, partielle ou progression	1) tumeur avide FDG-TEP reste positif sur les sites initiaux sans nouvelle localisation 2) tumeur non avide : masse tumorale inchangée au scanner		
Progression, rechute	Toute nouvelle lésion ou augmentation ≥ 50 % des localisations initiales	Apparition d'une lésion ≥ 1,5 cm ou augmentation ≥ 50 % des localisations initiales	Augmentation ≥ 50 % des localisations initiales	Apparition d'une infiltration

dépistage par biologie moléculaire d'une population tumorale minime ne devrait pas intervenir à elle seule dans une décision thérapeutique, tant la signification des infiltrats détectés en biologie moléculaire reste pour le moment incertaine (retard à l'élimination du clone ou récidive ?). Les analyses immunohistochimiques peuvent être utiles, notamment pour les lymphomes non hodgkiniens indolents qui s'accompagnent fréquemment d'un infiltrat T réactionnel. L'interprétation d'un marquage par un anti-CD20 doit prendre en compte l'administration antérieure de rituximab. Dans ce contexte le CD79a peut s'avérer utile [1].

Dépister les complications tardives

Le dépistage des complications plus tardives, susceptibles d'obérer la qualité de vie en rémission, est l'enjeu principal du suivi au long cours des lymphomes accessibles à un traitement curatif comme les lymphomes agressifs.

• Après les chimiothérapies intensive de type ACVBP, il existe un risque modérément accru d'hémopathies secondaires de myélodysplasie ou leucémie aiguë (rapport d'incidences standardisé - SIR - par comparaison avec la population normale : 5,6 et 19,9 chez l'homme et la femme respectivement) et chez l'homme de cancer du poumon (SIR : 2,75) [6].

• Le risque de myélodysplasie au décours des intensifications avec autogreffe de cellules souches et irradiation corporelle totale est estimé à 11 %, à dix ans pour les hémopathies secondaires, 10 % pour les tumeurs solides [7]. De façon générale, une radiothérapie antérieure, plus de quatre lignes de traitement antérieures, plus de cinq jours de cytaphérèses pour recueil de cellules souches hématopoïétiques sont des facteurs prédisposant à la survenue d'hémopathie secondaire, myélodysplasie ou leucémie aiguë [8].

• Après radio-immunothérapie, peu d'hémopathies secondaires sont décrites : aucune après 131I-Tositumomab en première ligne, avec un suivi médian de cinq ans [9]. Chez les patients antérieurement traités, l'incidence cumulée à cinq ans était de 6,3 % [10]. Avec un suivi médian de 4,4 ans, 2,5 % des patients traités par 90Y-Ibritumomab ont présenté une hémopathie secondaire de myélodysplasie ou leucémie aiguë avec un délai médian de deux ans après la radio-immunothérapie [11]. Le risque était surtout lié aux traitements antérieurs (analogues des purines) [11].

• L'incidence des insuffisances cardiaques sévères est faible après les régimes de chimiothérapie intensive. Huit des 399 patients de l'étude LNH-98-5, traités par CHOP or R-CHOP, sont décédés en rémission de cause cardiaque certaine (2), probable (5) ou possible (1) [12]. Chez les patients à risque, doit se discuter la mise en place de cardioprotecteur (dexrazoxane) en tenant compte de la suspicion de risque accru de néoplasie secondaire récemment attribuée à ce médicament chez l'enfant [13].

• L'infertilité complique surtout les traitements par autogreffe de cellules souches, notamment avec l'emploi d'irradiation corporelle totale.

Deux situations amènent à une surveillance particulière sous chimiothérapie afin de prévenir la survenue de complications ultérieures :

• Chez les patients présentant un lymphome associé à une infection par le virus de l'immunodéficience humaine, la chimiothérapie associée aux thérapeutiques antirétrovirales actuelles peut induire une diminution de 50 % du nombre de lymphocytes CD4+ circulants persistant un mois après la fin de la chimiothérapie sans augmentation de la charge virale [9]. L'association du rituximab à la chimiothérapie s'accompagne d'un risque infectieux accru (neutropénie grade 4), principalement si le nombre de lymphocytes CD4 est < 0,1 10 9/l, et nécessite une surveillance médicale très rapprochée pour une meilleure prise en charge des complications infectieuses [14].

• Les patients ayant les marqueurs sérologiques d'une infection antérieure par le virus de l'hépatite B sont exposés à un risque de réactivation, parfois responsable d'insuffisance hépatique sévère qui peut être fatale. Cette réactivation peut survenir chez les patients HbsAg négatifs mais antiHBc +/-antiHBs positifs. La surveillance de la charge virale (ADN VHB/PCR) est alors nécessaire. Une prophylaxie et/ou un traitement par Lamivudine pendant et jusqu'à six mois après la chimiothérapie chez les patients porteurs du virus de l'hépatite B (HBsAg+) a montré son efficacité. Cette prophylaxie peut être proposée chez les patients initialement HBsAg négatifs en cas d'augmentation de la charge virale [15].

Dépister les rechutes

Les modalités de dépistage des rechutes dépendent de la réalisation du suivi dans le cadre d'un essai clinique ou non, du type de traitement curateur ou palliatif et du type de lymphome. S'il s'agit d'un lymphome non hodgkinien indolent avec un risque constant de rechute lors de l'évolution, rechutes qui ne sont traitées qu'en cas de gêne ou de forte masse, l'intérêt d'un dépistage très précoce de ces reprises évolutives est moins essentiel que dans les lymphomes agressifs dont les récidives peuvent être rapidement évolutives. Le dépistage des progressions ou des rechutes est clinique. L'interprétation d'une hépato-splénomégalie doit prendre en compte la possibilité de variation anatomique, de variation de volume sanguin, d'une hypertension porte, l'usage de facteur de croissance hématopoïétique.

Lors des visites de surveillance, l'hémogramme, les LDH, des examens d'imagerie orientés par une indication clinique sont recommandés. Il n'y a pas d'argument pour soutenir la réalisation systématique de scanner [1], puisque le patient ou le médecin dépistent la rechute sans cet examen dans 80 % des cas. La fréquence des visites de suivi peut varier en fonction du type de traitement reçu, ou du type de prise en charge adopté (cas de la surveillance des lymphomes non hodgkiniens indolents de faible masse tumorale, lors de laquelle, là encore, l'usage systématique des scanners n'est pas recommandé : seulement pour les sites initiaux inaccessibles à la clinique et en fonction de l'évolution des autres localisations superficielles).

Comment surveiller les patients traités pour lymphome agressif ?

Le risque de rechute des lymphomes diffus à grandes cellules B est maximal lors des deux premières années de suivi. Le bon sens clinique et un examen physique attentif restent les principaux éléments de la surveillance. Parmi les tests de dépistage, seul le taux de LDH peut avoir une utilité (spécificité 85 %, mais sensibilité : seulement 42 %). Ce paramètre ne semble pas se comporter comme un « marqueur tumoral ». Dans cette étude, 33 % des patients récidivent avec un taux normal alors qu'il était élevé au diagnostic. Trois des sept patients qui avaient un taux normal de LDH au diagnostic ont rechuté avec un taux élevé [16]. La répétition des examens en FDG-TEP semble être une indication prometteuse en cancérologie solide. Cependant, cette indication n'est pas encore considérée comme routinière, en particulier dans les lymphomes [2].

Certaines formes de lymphome non hodgkinien requièrent une surveillance particulière :

- La reconstruction au niveau des localisations osseuses peut survenir tardivement, bien après la fin du traitement réponse. De ce fait, l'évaluation de ces localisations est difficile. Elle tire bénéfice de la conjonction des données de l'IRM (sensibilité 90 %, spécificité 80 % en prenant en compte l'évolution des anomalies au cours du temps) et de la scintigraphie (sensibilité 70 %, spécificité 93 %). L'IRM présente en effet quelques faux positifs dus à l'augmentation de l'hématopoïèse sous chimiothérapie [17].

• L'IRM avec injection de gadolinium est l'examen de référence pour l'évaluation de la réponse des localisations cérébrales. Elle devrait être répétée tous les deux mois, jusqu'à la fin du traitement. Le contrôle du LCR et l'examen ophtalmologique approfondi (FO, lampe à fente, photographie du pôle postérieur de l'œil) ne sont indiqués qu'en cas de localisation initiale ou de symptômes. Le suivi proposé est trimestriel pendant deux ans, puis semestriel pendant trois ans, et annuel pendant cinq années supplémentaires. Ensuite, le suivi devrait comporter au minimum un examen clinique, une IRM avec gadolinium, un MMS. En effet, le devenir des lymphomes non hodgkiniens cérébraux traités par chimiothérapie et radiothérapie est obéré par la survenue de séquelles neurologiques dans un tiers des cas, surtout après 60 ans. Il s'agit d'altération des fonctions supérieures à type de leucoencéphalopathie surtout après injections intrathécales de méthotrexate et irradiation encéphalique ou de surdité de perception ou d'insuffisance hypophysaire. Un suivi neuropsychologique prolongé est donc nécessaire [18].

■ Comment surveiller les patients traités pour lymphome indolent ?

La disparition d'un remaniement de bcl-2 détectable dans le sang ou dans la moelle est recherchée depuis plus d'une quinzaine d'années comme un critère d'efficacité thérapeutique, en particulier après les intensifications thérapeutiques ou après les traitements par anticorps monoclonaux. Cependant, de nombreux problèmes persistent pour évaluer ces méthodes.

• La fréquence de détection n'est que de 50-70 % [19, 20]. Cela justifie la nécessité de disposer d'une étude du remaniement bcl2-JH sur le tissu tumoral initial.

• La détection de réarrangement bcl2-JH à des taux très faibles peut s'observer jusque chez 12 % des sujets sains [21]. Cela explique également l'importance de la recherche du remaniement bcl2-JH sur le tissu tumoral initial, surtout en cas de maladie résiduelle à un taux proche de ceux observables chez les sujets sains. De même, en cas d'allogreffe de moelle allogénique, si un tel suivi moléculaire est envisagé, il importe de vérifier l'absence de tel clone physiologique chez le donneur avant la procédure [22].

• Le choix du meilleur site d'analyse (sang ou moelle) reste débattu : en utilisant la technique de PCR, certaines études (mais pas toutes) suggèrent une meilleure prédiction du devenir des patients à partir de la moelle [23]. Les évaluations de la technique de RT-PCR sont également discordantes : lorsque la biopsie ostéo-médullaire est histologiquement envahie, la RT-PCR montre des taux élevés sans équivoque pour certains [24], mais la corrélation sang-moelle apparaît imparfaite pour d'autres [25]. Si la biopsie ostéo-médullaire est normale, les taux sont plus bas [24] avec une bonne corrélation entre sang et moelle (< 1 log) [24, 25] ; 59 % des patients avec biopsie ostéo-médullaire négative ont un taux inférieur à celui détecté chez les sujets indemnes de lymphome non hodgkinien folliculaire [24]. Dans ces cas, disposer d'un échantillon tumoral afin de vérifier l'absence de faux positif est utile [24]. En cas de rémission complète ou rémission partielle, il existe une bonne corrélation entre sang et moelle [25]. Cependant, en cas de maladie progressive, il existe des cas où la translocation reste indétectable [25].

Un réarrangement de bcl-2 est généralement détectable par PCR après chimiothérapie conventionnelle. Après une association de chimiothérapie et d'interféron, une réponse moléculaire est détectée par *nested PCR* chez 86 % des patients [20], par RT-PCR chez 96 % des patients, avec une rémission complète moléculaire chez 46 % [26]. Il existe une bonne corrélation entre les réponses moléculaire et clinique : 94 % des patients avec marqueur non détectable après deux ans restent en rémission [20]. En RT-PCR, la réduction d'un log est associée à une meilleure survie sans progression [27]. Cependant, dans le contexte du traitement de première ligne, la réponse moléculaire peut survenir quel que soit le statut de la réponse clinique [27]. Ultérieurement, la corrélation entre réponse moléculaire et réponse clinique est meilleure.

Sous rituximab seul, une négativation peut s'observer dans le sang et/ou la moelle dans 55 % des cas évaluables [28]. Une négativation dans le sang et la moelle est associée à un meilleur taux de réponse. L'obtention d'une réponse moléculaire médullaire complète en RQ-PCR après CHOP éventuellement complété de rituximab est associée à une meilleure survie sans progression [29]. Lors des chimiothérapies avec rituximab, il existe une bonne corrélation entre le nombre de cellules t(14;18) + détectables et le statut de la maladie [30]. En première ligne de traitement, une purge *in vivo* est plus souvent observée avec l'association rituximab, cyclophosphamide, adriamycine, vincristine, prednisone (CHOP) qu'avec l'association rituximab, fludarabine, mitoxantrone. La réapparition d'un réarrangement (rechute moléculaire) s'accompagne d'un risque de rechute ultérieure de 50 % sous chimiothérapie et rituximab [20].

L'équipe du Dana Farber avait montré, avec une technique de PCR, que la ré-infusion d'un greffon bcl-2 négatif se soldait par une meilleure survie sans rechute (que le patient soit en rémission complète ou en réponse partielle au moment de l'intensification). La persistance après intensification d'une PCR négative s'accompagnait d'une meilleure durée de rémission complète (chez des patients greffés en première rémission) [31]. D'autres équipes n'ont pas confirmé ces résultats. Plus récemment, les techniques de RT-PCR se sont avérées capables d'évaluer la quantité de cellules tumorales dans les cellules souches périphériques (CSP) avant et après purge [32]. Galimberti a même confirmé la signification pronostique de l'évaluation de la charge bcl-2 dans le greffon. Les patients qui reçoivent un greffon négatif ont une survie sans progression à cinq ans de 100 % contre 41 % en cas de persistance de cellules résiduelles. Une faible contamination ne semble pas affecter l'évolution [33]. Le recueil de cellules souches périphériques négatives en PCR est plus fréquent au sein des lymphomes non hodgkiniens folliculaires (54 %) que des autres lymphomes non hodgkiniens (12 %). Ces recueils négatifs sont associés à une meilleure durée de rémission [34]. De même, l'obtention d'une réponse moléculaire est plus fréquente dans les lymphomes non hodgkiniens folliculaires (70 %) que dans les autres lymphomes non hodgkiniens (25 %) et cette négativation est associée à une meilleure survie sans événement (le meilleur pronostic des lymphomes non hodgkiniens folliculaires peut cependant, au moins en partie, expliquer ce résultat). Lopez-Guillermo *et al.* ont rapporté la disparition du réarrangement de bcl-2 détectable dans le sang ou dans la moelle, quinze à dix-huit mois après la mise en route du traitement avec autogreffe dans deux tiers des cas. La disparition du réarrangement de bcl-2 au moins une fois lors de la première année de suivi s'accompagne d'une meilleure survie sans rechute ultérieure (76 % à quatre ans contre 38 % en cas de persistance du réarrangement) [23]. Cependant, avec une technique de PCR quantitative, Hirt *et al.* constatent la réapparition fréquente du réarrangement dans les deux ans après autogreffe, mais à un taux stable en cas de rémission complète prolongée [35]. La réapparition d'un réarrangement (rechute moléculaire) s'accompagne d'un risque de rechute ultérieure de 41 % après autogreffe, sur des séries limitées [23].

Dans les lymphomes non hodgkiniens du manteau, l'analyse de remaniement IgH en RQ-PCR montre la possibilité d'obtenir une rémission complète clinique et moléculaire après autogreffe avec irradiation corporelle totale chez 52 % des patients ; cette rémission complète moléculaire est associée à une meilleure survie sans événement. En revanche, la quantification de la maladie résiduelle dans le greffon n'était pas prédictive de la réponse moléculaire ultérieure [36].

Enfin, nous renverrons le lecteur aux revues générales détaillant les modalités de surveillance de lymphomes non hodgkiniens indolents particuliers, extraganglionnaires comme les lymphomes non hodgkiniens de type MALT gastrique [37].

■ Conclusions

Les objectifs du suivi des patients traités pour lymphomes sont très différents selon le type de maladie. L'identification, par les techniques de biologie moléculaire, des patients porteurs de lymphome non hodgkinien indolent à haut risque de récidive reste en cours d'évaluation. Ces méthodes pourront peut-être permettre d'apprécier plus rapidement l'efficacité des traitements. La reprise précoce d'un traitement pourrait mieux contrôler une poussée évolutive, lorsque la masse tumorale est faible. Malheureusement, on ne dispose pas de tels moyens pour les lymphomes non hodgkiniens agressifs qui pourraient tirer bénéfice de la reprise précoce d'une thérapeutique dont l'efficacité n'est plus à démontrer. Malgré ses limites, l'examen clinique, éventuellement complété d'un taux de

LDH, reste la méthode de surveillance la plus rentable pour ces patients. La scintigraphie en FDG-TEP améliorera peut-être l'efficacité de la surveillance de ces lymphomes non hodgkiniens agressifs.

Références

1. Cheson BD, *et al.* Revised response criteria for malignant lymphoma. *J Clin Oncol* 2007;25(5):579-86.

2. Juweid ME, *et al.* Use of positron emission tomography for response assessment of lymphoma: consensus of the Imaging Subcommittee of International Harmonization Project in Lymphoma. *J Clin Oncol* 2007;25(5):571-8.

3. Juweid ME, Cheson BD. Positron-emission tomography and assessment of cancer therapy. *N Engl J Med* 2006;354(5):496-507.

4. Haioun C, *et al.* [18F]fluoro-2-deoxy-D-glucose positron emission tomography (FDG-PET) in aggressive lymphoma: an early prognostic tool for predicting patient outcome. *Blood* 2005;106(4):1376-81.

5. Kostakoglu L, *et al.* FDG-PET after 1 cycle of therapy predicts outcome in diffuse large cell lymphoma and classic Hodgkin disease. *Cancer* 2006;107(11):2678-87.

6. Andre M, *et al.* Second cancers and late toxicities after treatment of aggressive non-Hodgkin lymphoma with the ACVBP regimen: a GELA cohort study on 2 837 patients. *Blood* 2004;103(4):1222-8.

7. Brown JR, *et al.* Increasing incidence of late second malignancies after conditioning with cyclophosphamide and total-body irradiation and autologous bone marrow transplantation for non-Hodgkin's lymphoma. *J Clin Oncol* 2005;23(10):2208-14.

8. Kalaycio M, *et al.* Risk factors before autologous stem-cell transplantation for lymphoma predict for secondary myelodysplasia and acute myelogenous leukemia. *J Clin Oncol* 2006;24(22):3604-10.

9. Kaminski MS, *et al.* 131I-tositumomab therapy as initial treatment for follicular lymphoma. *N Engl J Med* 2005;352(5):441-9.

10. Bennett JM, *et al.* Assessment of treatment-related myelodysplastic syndromes and acute myeloid leukemia in patients with non-Hodgkin lymphoma treated with tositumomab and iodine I131 tositumomab. *Blood* 2005;105(12):4576-82.

11. Czuczman MS, *et al.* Treatment-related myelodysplastic syndrome and acute myelogenous leukemia in patients treated with ibritumomab tiuxetan radioimmunotherapy. *J Clin Oncol* 2007;25(27):4285-92.

12. Feugier P, *et al.* Long-term results of the R-CHOP study in the treatment of elderly patients with diffuse large B-cell lymphoma: a study by the Groupe d'Étude des Lymphomes de l'Adulte. *J Clin Oncol* 2005;23(18):4117-26.

13. Tebbi CK, *et al.* Dexrazoxane-associated risk for acute myeloid leukemia/myelodysplastic syndrome and other secondary malignancies in pediatric Hodgkin's disease. *J Clin Oncol* 2007;25(5):493-500.

14. Mounier N, Spina M, Gisselbrecht C. Modern management of non-Hodgkin lymphoma in HIV-infected patients. *Br J Haematol* 2007;136(5):685-98.

15. Firpi RJ, Nelson DR. Viral hepatitis: manifestations and management strategy. *Hematology Am Soc Hematol Educ Program* 2006:375-80.

16. Weeks JC, *et al.* Value of follow-up procedures in patients with large-cell lymphoma who achieve a complete remission. *J Clin Oncol* 1991;9(7):1196-203.

17. Stroszczynski C, *et al.* Staging and monitoring of malignant lymphoma of the bone: comparison of 67Ga scintigraphy and MRI. *J Nucl Med* 1999;40(3):387-93.

18. Abrey LE, *et al.* Report of an international workshop to standardize baseline evaluation and response criteria for primary CNS lymphoma. *J Clin Oncol* 2005;23(22):5034-43.

19. Montoto S, *et al.* Incidence and clinical significance of bcl-2/IgH rearrangements in follicular lymphoma. *Leuk Lymphoma* 2003;44(1):71-6.

20. Fernandez-Ruiz E, *et al.* High molecular response rate and clinical correlation in patients with follicular lymphoma treated with cyclophosphamide-vincristine-prednisone plus interferon alpha 2b. *Clin Cancer Res* 2003;9(7):2497-503.

21. Ladetto M, *et al.* PCR-detectable non-neoplastic Bcl-2/IgH rearrangements are common in normal subjects and cancer patients at diagnosis but rare in subjects treated with chemotherapy. *J Clin Oncol* 2003;21(7):1398-403.

22. McGregor DK, *et al.* The implication of follicular lymphoma patients receiving allogeneic stem cell transplantation from donors carrying t(14;18)-positive cells. *Bone Marrow Transplant* 2005;35(11):1049-54.

23. Lopez-Guillermo A., *et al.* Correlation of bcl-2 rearrangement with clinical characteristics and outcome in indolent follicular lymphoma. *Blood* 1999;93(9):3081-7.

24. Bowman A, *et al.* Quantitative PCR detection of t(14;18) bcl-2/JH fusion sequences in follicular lymphoma patients: comparison of peripheral blood and bone marrow aspirate samples. *J Mol Diagn* 2004;6(4):396-400.

25. Summers KE, *et al.* The relative role of peripheral blood and bone marrow for monitoring molecular evidence of disease in follicular lymphoma by quantitative real-time polymerase chain reaction. *Br J Haematol* 2002;118(2):563-6.

26. Mandigers CM, *et al.* Lack of correlation between numbers of circulating t(14;18)-positive cells and response to first-line treatment in follicular lymphoma. *Blood* 2001;98(4):940-4.

27. Mandigers CM, *et al.* Dynamics of circulating t(14;18)-positive cells during first-line and subsequent lines of treatment in follicular lymphoma. *Ann Hematol* 2003;82(12):743-9.

28. Pichert G, *et al.* Weekly x 4 induction therapy with the anti-CD20 antibody rituximab: effect on circulating t(14;18)(+) follicular lymphoma cells. *Clin Lymphoma* 2001;1(4):293-7.

29. Rambaldi A, *et al.* Monitoring of minimal residual disease after CHOP and rituximab in previously untreated patients with follicular lymphoma. *Blood* 2002;99(3):856-62.

30. Martin S, *et al.* LightCycler-based quantitative real-time PCR monitoring of patients with follicular lymphoma receiving rituximab in combination with conventional or high-dose cytotoxic chemotherapy. *Eur J Haematol* 2005;74(4):282-92.

31. Freedman AS, *et al.* Long-term follow-up of autologous bone marrow transplantation in patients with relapsed follicular lymphoma. *Blood* 1999;94(10):3325-33.

32. Ladetto M, *et al.* Prolonged survival and low incidence of late toxic sequelae in advanced follicular lymphoma treated with a TBI-free autografting program: updated results of the multicenter consecutive GITMO trial. *Leukemia* 2006;20(10):1840-7.

33. Galimberti S, *et al.* The role of molecular monitoring in autotransplantation for non-Hodgkin's lymphoma. *Bone Marrow Transplant* 2002;29(7):581-7.

34. Corradini P, *et al.* Long-term follow-up of indolent lymphoma patients treated with high-dose sequential chemotherapy and autografting: evidence that durable molecular and clinical remission frequently can be attained only in follicular subtypes. *J Clin Oncol* 2004;22(8):1460-8.

35. Hirt C, Dolken G. Quantitative detection of t(14;18)-positive cells in patients with follicular lymphoma before and after autologous bone marrow transplantation. *Bone Marrow Transplant* 2000;25(4):419-26.

36. Pott C, *et al.* Quantitative assessment of molecular remission after high-dose therapy with autologous stem cell transplantation predicts long-term remission in mantle cell lymphoma. *Blood* 2006;107(6):2271-8.

37. Ahmad A, Govil Y, Frank BB. Gastric mucosa-associated lymphoid tissue lymphoma. *Am J Gastroenterol* 2003;98(5):975-86.

André Bosly

Service d'Hématologie, Université catholique de Louvain, Cliniques universitaires de Mont-Godinne, Belgique

Stratégies thérapeutiques dans les échecs primaires et les rechutes de lymphomes (lymphomes folliculaires et diffus à grandes cellules B)

Quel est le pronostic des échecs thérapeutiques ?

Les progrès thérapeutiques obtenus grâce à l'association du rituximab et de la chimiothérapie, devenue le standard de traitement, permettent d'obtenir un très haut taux de réponse complète, tant dans les lymphomes folliculaires que dans les lymphomes diffus à grandes cellules.

De plus, dans la majorité des cas, en tout cas dans les lymphomes agressifs, ces patients sont définitivement guéris par l'association rituximab-chimiothérapie.

Les échecs thérapeutiques correspondent donc, soit à un état d'échec à la fin du traitement, soit à une rechute. L'échec en fin de traitement est, soit un état réfractaire primaire où la réponse est inférieure à 50 %, soit une réponse partielle avec la preuve d'une maladie persistante. Les rechutes sont définies après une réponse complète et l'on distingue des rechutes précoces qui surviennent dans l'année du diagnostic de la maladie et des rechutes tardives qui surviennent au-delà d'un an [1].

Le pronostic en cas de rechute dans les lymphomes indolents est lié au nombre de lignes thérapeutiques préalables qui correspondent généralement au nombre de poussées évolutives [2]. Il existe une réduction progressive de la durée de rémission qui affecte la survie puisque, si la survie médiane avant l'ère du rituximab était d'environ neuf ans, elle chute à quatre ans à la première rechute et devient inférieure à deux ans à la troisième poussée évolutive. Dans les lymphomes agressifs, en l'absence d'autogreffe dès la première rechute, le pronostic est sombre et moins de 20 % des malades peuvent espérer une survie à cinq ans. Chez le sujet jeune après autogreffe, les facteurs pronostiques au moment de la rechute sont en premier lieu l'Index pronostique international ajusté à l'âge au moment de la rechute [3]. La survie des malades ayant 0 facteur est de 74 %, celle avec un facteur de 49 % et celle avec deux ou trois facteurs de 18 % [3].

Le second facteur pronostique essentiel est celui de la réponse au traitement de rattrapage ; les malades étant en réponse complète par ce traitement de rattrapage, quel que soit le type histologique, ont un pronostic nettement supérieur à ceux qui sont en réponse partielle ou qui n'ont pas répondu [4].

Quels sont les traitements de rattrapage par chimiothérapie ?

Il n'existe pas de standard de traitement de rattrapage. Avant l'ère du rituximab, un grand nombre de chimiothérapies de rattrapage ont été testées, particulièrement dans les lymphomes agressifs. Celles-ci comportent des médicaments peu ou pas utilisés en induction. Elles se basent sur des associations comportant ifosphamide + VP16, des hautes doses de cytarabine, et les dérivés du platine (*Tableau I*) [1]. Au total, 30 % des malades obtiennent une réponse complète et 60 % ont une réponse objective. Les deux schémas thérapeutiques les plus utilisés sont le DHAP et l'ICE [5].

Tableau I
Traitements de rattrapage [1]

Associations de traitements	Nombre de séries	Nombre de patients (%)	Réponse complète	Réponse objective
Ifosfamide + étoposide	5	454	123 (27)	266 (59)
Ifosfamide + étoposide + anthracyclines ou platine	5	312	88 (28)	192 (62)
Ara-C + platine ± étoposide	5	577	159 (28)	346 (60)
Ara-C + anthracyclines	3	143	44 (31)	75 (52)
Ara-C + anthracyclines Ifosfamide + étoposide	4	222	102 (46)	152 (68)
Total	**22**	**1 708**	**516 (30)**	**1 031 (60)**

De nouveaux agents chimiothérapiques ont été proposés, notamment la gemcitabine et l'oxaliplatine [6]. Pour les lymphomes indolents, la rechute peut être asymptomatique et ne pas nécessiter de traitement immédiat. Cette approche n'est possible que si l'on est sûr qu'il n'y a pas de transformation histologique et qu'il ne s'agit pas d'une rechute précoce. Les associations utilisées dans les lymphomes agressifs sont généralement efficaces dans les lymphomes indolents. Cependant, certaines molécules sont plus spécifiquement efficaces pour les lymphomes folliculaires comme la fludarabine, le chlorambucil et maintenant les anticorps monoclonaux. Le choix du traitement dépend des doses cumulées et de l'indication éventuelle d'une autogreffe. Les associations avec la fludarabine donnent des taux de réponse de 70 % mais n'épargnent pas les réserves médullaires.

Quelle est la place du rituximab ?

Les premiers essais cliniques avec le rituximab l'ont été dans les rechutes des lymphomes indolents. Utilisé seul, le taux de réponse objective est proche de 50 %, mais il y a peu de réponses complètes (moins de 10 %) et la durée de la réponse est d'environ un an. On peut améliorer le taux et la durée de la réponse en prolongeant le traitement par rituximab [7, 8] ou en associant le rituximab à d'autres agents immuno-modulateurs (interféron, G-CSF, GM-CSF, interleukine-2) [9].

Dans une étude prospective randomisée, van Oers [10] a montré, chez des malades en rechute de lymphome folliculaire traités en première ligne par alkylants seuls, que l'association de rituximab avec la chimiothérapie CHOP était supérieure au CHOP en ce qui concerne le taux de réponse et la durée de celle-ci. De plus, le rituximab administré en maintenance permettait, dans les deux bras de traitement, d'améliorer encore les résultats et d'obtenir un gain en survie. Dans les lymphomes folliculaires, l'adjonction du rituximab associé à fludarabine-cyclophosphamide-mitroxantrone (FCM) augmente le taux de réponse et la survie sans événement par rapport à FCM seul [11]. Dans les lymphomes agressifs, le rituximab augmente la réponse thérapeutique à l'ICE par rapport à l'ICE sans rituximab [12]. Les taux de réponse objective sont respectivement de 81 % *vs* 66 % et de réponse complète de 55 % *vs* 24 %.

Cette efficacité additionnelle a été démontrée dans une étude randomisée comparant DHAP et R-DHAP [13] avec une augmentation du taux de réponse et de la survie sans événement de 20 %. Cependant, les malades n'avaient pas reçu de rituximab auparavant.

Une étude prospective (CORAL) teste l'efficacité respective du R-DHAP et du RICE dans les lymphomes diffus à grandes cellules B en rechute ou réfractaires [14] et le rôle d'un traitement d'entretien par rituximab après greffe.

■ La radio-immunothérapie est-elle envisageable ?

Les anticorps monoclonaux anti-CD20 ont été liés à un isotope radioactif, soit l'iode 131 (Bexxar®) [15], soit l'Ytrium 90 (Zevalin®) [16]. Chez les patients atteints de lymphome indolent, principalement folliculaire, ou avec une transformation histologique, avec ces deux isotopes radioactifs, le taux de réponse, y compris chez les malades ayant reçu du rituximab, est supérieur à 60 % et le taux de réponse complète est de 20 % à 30 % (*Figure 1*). La survie sans progression n'est toutefois pas différente dans une étude randomisée du traitement par rituximab, excepté pour les malades en rémission complète. Dans les lymphomes agressifs en rechute, le taux de réponse est voisin de 50 % avec près de 20 % de rémission complète, mais seuls les malades avec une rechute de faible masse tumorale ou n'ayant pas été traités en première ligne par une association rituximab et chimiothérapie semblent en bénéficier [17]. L'utilisation des anticorps radioactifs trouve sa place logiquement en consolidation après un traitement de rattrapage. Afin de réduire la toxicité hématologique, il est possible de l'associer à des cellules souches hématopoïétiques, chez le sujet âgé ou dans le cadre de conditionnement avant autogreffe.

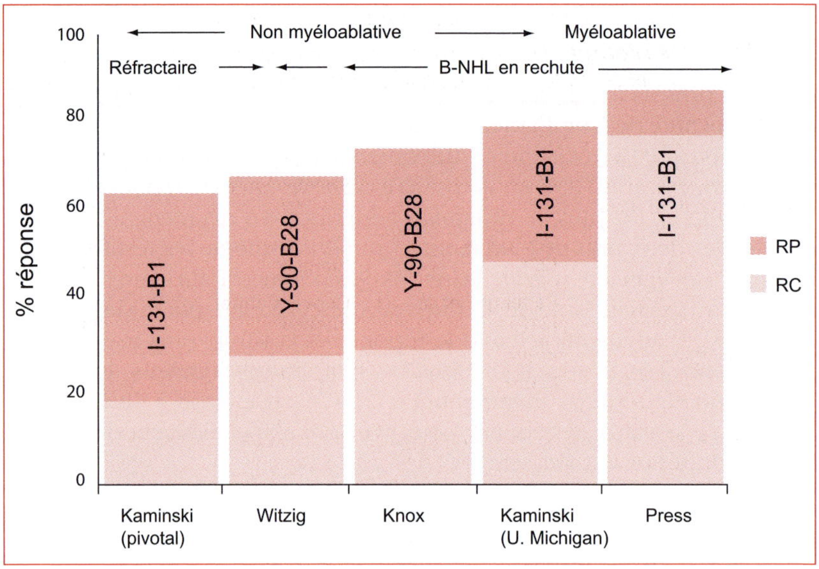

Figure 1. Essais cliniques sur l'anti-CD20 RIT.

Quelle est la place des intensifications thérapeutiques suivies d'autogreffe ?

Elles ont été largement pratiquées dans les lymphomes agressifs (principalement diffus à grandes cellules B). La chimiothérapie intensive avec autogreffe permet d'obtenir chez 35 % de ces malades une deuxième rémission complète prolongée et la majorité des malades seront guéris [18]. Cette possibilité de longue rémission est affectée par deux facteurs pronostiques principaux : rechute précoce et index pronostique international à la rechute.

Des études rétrospectives [19-21] dans des populations homogènes avaient suggéré que l'intensification thérapeutique était supérieure au traitement conventionnel en cas de rechute. C'est l'étude prospective PARMA [22] (*Tableau II*) qui a définitivement prouvé que, dans les lymphomes diffus à grandes cellules B sensibles à la chimiothérapie, le traitement intensif suivi d'autogreffe était supérieur au traitement conventionnel, et ce traitement est devenu le standard. Il ne s'applique malheureusement qu'aux patients chez qui on peut obtenir un greffon, qui ont un état général permettant le traitement intensif et qui sont sensibles au traitement de rattrapage. Cela est vrai également pour les malades réfractaires chez lesquels on peut obtenir des réponses prolongées, du moins si ces patients répondent aux traitements de rattrapage [23].

Dans les lymphomes folliculaires, une étude randomisée chez un nombre très limité de malades [24] et deux études rétrospectives [25, 26] ont montré une supériorité du traitement intensif par rapport à la chimiothérapie (*Tableau III*). Ces études ont été réalisées avant l'ère du rituximab et la place du traitement intensif pourrait être rediscutée dans les lymphomes

Tableau II
Rechutes : comparaison entre la chimiothérapie conventionnelle et le traitement intensif avec transplantation

			n	% survie (2-5 ans)
Études rétrospectives dans les populations homogènes	Meehan *et al.* [19]	Conventionnel Intensif	444 256	25 40
	Bosly *et al.* [20]	Conventionnel Intensif	200 40	10 33
	Pettengell *et al.* [21]	Conventionnel Intensif	44 33	35 64
Étude prospective PARMA	Philip *et al.* [22]	Conventionnel Intensif	54 55	32 53 p = 0,038

Conclusion : dans les rechutes sensibles, l'intensification suivie d'une transplantation est supérieure au traitement conventionnel.

Tableau III
Transplantation de cellules souches autologues dans les lymphomes folliculaires progressifs ou en rechute (d'après [2])

Auteur	Nombre de pts	Conditionnement	Survie sans événement	Survie globale
Berglund *et al.* (2000)	22	BEAC ± TBI	72 %	81 %
Voso *et al.* (2000)	41	CT-TBI (8 BEAM)	43 %	72 %
Apostolidis *et al.* (2000)	99	CY-TBI	63 %	69 %
Freedman *et al.* (1999)	153	CY-TBI	42 %	66 %
Weaver *et al.* (1998)	40	BU-CY or BEAC	35 %	55 %
Brice *et al.* (2000)	83	TBI 71 % - BEAM 29 %	42 %	58 %
Verdonck *et al.* (1997)	18	CY + TBI	22 %	33 %
Bastion *et al.* (1995)	48	CY + TBI	53 %	76 %
Colombat *et al.* (1994)	42	CY + TBI or BEAM	58 %	83 %
Bierman *et al.* (1997)	100	CY + TBI or BEAM	44 %	65 %
Molina *et al.* (1999)	58	CY + TBI ± VP16 (or BCNU)	42 %	67 %
Cao *et al.* (2001)	49	CY + TBI + VP16 77 % CY + BCNU + VP16 23 %	44 %	60 %
Seyfarth *et al.* (2001)	22	CY + TBI 58 % BEAM 16 % ; BU-CY 25 %	38 %	73 %
Cervantes *et al.* (1995)	34	CY + TBI 91 % BEAM 9 %	18 %	35 %
Vignot *et al.* (2007)	109	CY + VP + TBI 74 %	67 %	43 %
Montoto *et al.* (2007)	693	TBI containing 58 % Chemo containing 42 %	31 %	52 %

folliculaires où des réponses prolongées peuvent être obtenues lors d'un retraitement par rituximab. L'évaluation de l'efficacité des traitements est particulièrement difficile dans les lymphomes indolents où rapidement vont interférer les successions de thérapeutiques qui vont avoir une impact sur la survie. Afin de mieux cerner l'amélioration sur la survie sans progression, il possible de comparer la dernière durée de rémission avec celle obtenue après l'autogreffe. Tout allongement de cette durée est en faveur d'un impact positif de la dernière thérapeutique [27].

L'étude sur des cohortes de patients à la première rechute montre qu'il y a bien un avantage aux traitements associant du rituximab, mais aussi à l'autogreffe utilisée en association avec le rituximab [28] (*Tableau IV*).

Tableau IV
Rôle du rituximab dans la transplantation de cellules souches

Rituximab	Objectif
Réduction cellulaire dans les maladies en rechute	Maintenir un stade minimum de la maladie avant transplantation
Dans la transplantation autologue Pendant le prélèvement des cellules souches Maintien après transplantation	Épuration *in vivo* Traiter MRD
Dans la transplantation allogénique Avec conditionnement atténué	Favoriser GVL, diminution du risque de GVHD
Avec DLI Complications post-transplantation	Traiter MRD, valoriser GVL
GVHD chronique Lymphome associé à EBV	Traiter les manifestations Traiter et prévenir

Le rituximab a également l'avantage de pouvoir nettoyer le sang et la moelle des cellules lymphomateuses et l'on sait depuis les études réalisées au Dana Farber [29] que l'obtention d'une rémission moléculaire au moment de l'intensification améliore le pronostic des malades atteints de lymphomes à faible degré de malignité et traités par un traitement intensif et autogreffe. Le rituximab provoque une clairance progressive des cellules [30] et permet donc d'obtenir un greffon indemne de cellules lymphomateuses. L'étude prospective (EBMT, LYM-1) teste le rôle du rituximab avant et également après l'intensification.

Quand prévoir la greffe allogénique ?

Elle est réalisée particulièrement dans les lymphomes folliculaires où le taux de réponse complète est élevé et le taux de rechute particulièrement faible. Dans l'étude du registre international sur 904 patients comparant allogreffe et autogreffe, le taux de rechute à cinq ans est de 30 % pour l'allogreffe, de 43 % et 58 % pour l'autogreffe selon que la moelle est purgée ou non. Si bien qu'à cinq ans le taux de survie de 51 % avec l'allogreffe croise celui des autogreffes [31]. Dans ces lymphomes, l'effet du greffon contre le lymphome a été prouvé [2]. La toxicité du traitement est toutefois importante, eu égard particulièrement à l'âge des patients atteints d'un lymphome [2, 32].

Dans les lymphomes agressifs, les résultats sont moins bons puisque le taux de rechute n'est pas nul. Il est de 22 % dans une série de la société française de greffe de moelle [33]. Parmi les études comparatives, dans deux études sur quatre il n'y a pas de différence de taux de rechute entre allo- et autogreffe dans les lymphomes agressifs [34], rendant très discutable l'existence d'un effet du greffon contre le lymphome dans cette histologie.

Vu la toxicité du conditionnement myéloablatif, des traitements non myéloablatifs ont été proposés pour diminuer la mortalité. Cette modification majeure de la pratique de l'allogreffe permet, en réduisant la mortalité toxique à moins de 20 %, de proposer plus largement l'allogreffe à des patients plus âgés. Il n'y a toutefois pas de comparaison permettant de démontrer une supériorité en survie de la transplantation à conditionnement atténué par rapport à la transplantation à conditionnement normal [34]. Les données de registre sont encourageantes pour des patients réfractaires aux traitements classiques et permettent d'établir de nouvelles études qui jugeront mieux de l'impact de cette approche [35].

■ Allo- ou autogreffe sont-elles possibles dans les rechutes de lymphomes ?

Le rituximab a transformé le pronostic des lymphomes non seulement en première ligne mais aussi en rechute. Les actions potentielles dans la transplantation peuvent être résumées sur le *Tableau IV* [36].

L'autogreffe est le traitement de choix en cas de rechute chimiosensible, l'allogreffe avec conditionnement myéloablatif est réservée aux sujets jeunes avec maladie réfractaire, l'allogreffe avec conditionnement non myéloablatif dans les rechutes ultérieures ou après échec de l'autogreffe [36].

■ Conclusions

L'attitude thérapeutique (*voir Tableau V*) en cas de rechute peut être résumée de la manière suivante [33].

• **Dans les lymphomes folliculaires**, selon l'âge, l'état général du malade et l'importance de la rechute, les options iront de l'abstention thérapeutique au rituximab seul, au rituximab avec chimiothérapie, à la radio-immunothérapie, à l'intensification thérapeutique et autogreffe ou enfin à la greffe allogénique après conditionnement atténué.

• **Dans les lymphomes diffus à grandes cellules**, si le malade est éligible pour un traitement curatif, il sera traité par rituximab et traitement de sauvetage chimiothérapique suivi d'intensification avec autogreffe puis éventuellement allogreffe, sinon par une chimiothérapie associée au rituximab.

Tableau V
Attitude thérapeutique dans les rechutes de lymphome

A. Lymphomes folliculaires	**B. Lymphomes agressifs**
Selon - âge - comorbidités - traitement antérieur - durée de la rémission - FLIPI à la rechute Si le malade doit être traité, options : - Rituximab - Rituximab + chimiothérapie - Radio-immunothérapie - Intensification + autogreffe - Greffe allogénique (conditionnement non myéloablatif)	Selon - âge - comorbidités - traitement antérieur - durée de la rémission - réponse au traitement de rattrapage Éligible pour un traitement curatif ? OUI : Rituximab + traitement de sauvetage puis intensification et autogreffe (allo post auto ?) NON (palliatif) : Rituximab + DHAP + ICE + Gem/OX (palliatif) Monochimio (ou rituximab)

Références

1. Bosly A. Treatment of relapses in aggressive non Hodgkin's lymphoma. *Bull Cancer* 2004;91:E261-273.

2. Hunault-Berger M, Ifrah N, Solal-Celigny P. Intensive therapies in follicular non-Hodgkin lymphomas. *Blood* 2002;100: 1141-52.

3. Hamlin PA, Zelenetz AD, Kewalramani T, *et al.* Age-adjusted International Prognostic Index predicts autologous stem cell transplantation outcome for patients with relapsed or primary refractory diffuse large B-cell lymphoma. *Blood* 2003;102:1989-96.

4. Prince HM, Imrie K, Crump M, *et al.* The role of intensive therapy and autologous blood and marrow transplantation for chemotherapy-sensitive relapsed and primary refractory non-Hodgkin's lymphoma: identification of major prognostic groups. *Br J Haematol* 1996;92:880-9.

5. Gisselbrecht C, Mounier N. Improving second-line therapy in aggressive non-Hodgkin's lymphoma. *Semin Oncol* 2004;31:12-6.

6. El Gnaoui T, Dupuis J, Belhadj K, *et al.* Rituximab, gemcitabine and oxaliplatin: an effective salvage regimen for patients with relapsed or refractory B-cell lymphoma not candidates for high-dose therapy. *Ann Oncol* 2007;18:1363-8.

7. Ghielmini M. Patient benefits of maintenance immunotherapy. *Leuk Res* 2006;30 Suppl. 1:S22-26.

8. Hainsworth JD, Litchy S, Shaffer DW, Lackey VL, Grimaldi M, Greco FA. Maximizing therapeutic benefit of rituximab: maintenance therapy versus re-treatment at progression in patients with indolent non-Hodgkin's lymphoma - a randomized phase II trial of the Minnie Pearl Cancer Research Network. *J Clin Oncol* 2005;23:1088-95.

9. Bosly A. [Role of anti-CD20 monoclonal antibody in association with immunomodulatory agents]. *Pathol Biol (Paris)* 2004;52: 39-42.

10. van Oers MH, Klasa R, Marcus RE, *et al.* Rituximab maintenance improves clinical outcome of relapsed/resistant follicular non-Hodgkin lymphoma in patients both with and without rituximab during induction: results of a prospective randomized phase 3 intergroup trial. *Blood* 2006;108: 3295-301.

11. Forstpointner R, Dreyling M, Repp R, *et al.* The addition of rituximab to a combination of fludarabine, cyclophosphamide, mitoxantrone (FCM) significantly increases the response rate and prolongs survival as compared with FCM alone in patients with

relapsed and refractory follicular and mantle cell lymphomas: results of a prospective randomized study of the German Low-Grade Lymphoma Study Group. *Blood* 2004;104:3064-71.

12. Kewalramani T, Zelenetz AD, Nimer SD, *et al.* Rituximab and ICE as second-line therapy before autologous stem cell transplantation for relapsed or primary refractory diffuse large B-cell lymphoma. *Blood* 2004;103:3684-8.

13. Vellenga E, van Putten WL, van't Veer MB, *et al.* Rituximab improves the treatment results of DHAP-VIM-DHAP and ASCT in relapsed/progressive aggressive CD20+ NHL: a prospective randomized HOVON trial. *Blood* 2008;111:537-43.

14. Gisselbrecht C, Schmitz N, Mounier N, Ma M, Trneny M, Hagberg H, Linch DC, Shpilberg M, Ketterer M, Glass B, Bosly M, Gill D, Gaulard P, Moskowitz C. R-ICE *versus* R-DHAP in relapsed patients with CD20 diffuse large B-cell lymphoma (DLBCL) followed by stem cell transplantation and maintenance treatment with rituximab or not : first interim analysis on 200 patients. CORAL Study. *Blood* 2007;107:abstract 517.

15. Kaminski MS, Zelenetz AD, Press OW, *et al.* Pivotal study of iodine I 131 tositumomab for chemotherapy-refractory low-grade or transformed low-grade B-cell non-Hodgkin's lymphomas. *J Clin Oncol* 2001;19:3918-28.

16. Witzig TE, Molina A, Gordon LI, *et al.* Long-term responses in patients with recurring or refractory B-cell non-Hodgkin lymphoma treated with yttrium 90 ibritumomab tiuxetan. *Cancer* 2007;109:1804-10.

17. Morschhauser F, Illidge T, Huglo D, *et al.* Efficacy and safety of yttrium-90 ibritumomab tiuxetan in patients with relapsed or refractory diffuse large B-cell lymphoma not appropriate for autologous stem-cell transplantation. *Blood* 2007;110:54-8.

18. Bosly A, Gisselbrecht C. [Therapy intensification with autologous transplantation in non-Hodgkin's lymphomas]. *Bull Cancer* 2001;88:877-87.

19. Meehan KR, Pritchard RS, Leichter JW, Littenberg B, Welch HG. Autologous bone marrow transplantation versus chemotherapy in relapsed/refractory non-Hodgkin's lymphoma: estimates of long-term survival from the recent literature. *Am J Hematol* 1995;50:116-23.

20. Bosly A, Coiffier B, Gisselbrecht C, *et al.* Bone marrow transplantation prolongs survival after relapse in aggressive-lymphoma patients treated with the LNH-84 regimen. *J Clin Oncol* 1992;10:1615-23.

21. Pettengell R, Radford JA, Morgenstern GR, *et al.* Survival benefit from high-dose therapy with autologous blood progenitor-cell transplantation in poor-prognosis non-Hodgkin's lymphoma. *J Clin Oncol* 1996;14:586-92.

22. Philip T, Guglielmi C, Hagenbeek A, *et al.* Autologous bone marrow transplantation as compared with salvage chemotherapy in relapses of chemotherapy-sensitive non-Hodgkin's lymphoma. *N Engl J Med* 1995;333:1540-5.

23. Vose JM, Zhang MJ, Rowlings PA, *et al.* Autologous transplantation for diffuse aggressive non-Hodgkin's lymphoma in patients never achieving remission: a report from the Autologous Blood and Marrow Transplant Registry. *J Clin Oncol* 2001;19: 406-13.

24. Schouten HC, Qian W, Kvaloy S, *et al.* High-dose therapy improves progression-free survival and survival in relapsed follicular non-Hodgkin's lymphoma: results from the randomized European CUP trial. *J Clin Oncol* 2003;21:3918-27.

25. Brice P, Simon D, Bouabdallah R, *et al.* High-dose therapy with autologous stem-cell transplantation (ASCT) after first progression prolonged survival of follicular lymphoma patients included in the prospective GELF 86 protocol. *Ann Oncol* 2000;11:1585-90.

26. Rohatiner AZ, Nadler L, Davies AJ, *et al.* Myeloablative therapy with autologous bone marrow transplantation for follicular lymphoma at the time of second or subsequent remission : long-term follow-up. *J Clin Oncol* 2007;25:2554-9.

27. Vignot S, Mounier N, Larghero J, *et al.* High-dose therapy and autologous stem-cell transplantation can improve event-free survival for indolent lymphoma: a study using patients as their own controls. *Cancer* 2007;109:60-7.

28. Coiffier B, Brice P, Delarue R, Haioun C, Souleau B, Mounier N, Feugier P, Tilly H, Sebban C. Effect of rituximab and/or high-dose therapy with autotransplant at time of relapse in patients with follicular lymphoma. *Blood* 2007;110:abstract 386.

29. Freedman AS, Neuberg D, Mauch P, *et al.* Long-term follow-up of autologous bone marrow transplantation in patients with relapsed follicular lymphoma. *Blood* 1999;94:3325-33.

30. Rambaldi A, Lazzari M, Manzoni C, *et al.* Monitoring of minimal residual disease after CHOP and rituximab in previously untreated patients with follicular lymphoma. *Blood* 2002;99:856-62.

31. van Besien K, Loberiza FR, Jr., Bajorunaite R, *et al.* Comparison of autologous and allogeneic hematopoietic stem cell transplantation for follicular lymphoma. *Blood* 2003;102:3521-9.

32. Mounier N, Socie G, Gisselbrecht C. High-dose therapy for indolent lymphoma. *Crit Rev Oncol Hematol* 2002;41:225-39.

33. Dhedin N, Giraudier S, Gaulard P, *et al.* Allogeneic bone marrow transplantation in aggressive non-Hodgkin's lymphoma (excluding Burkitt and lymphoblastic lymphoma): a series of 73 patients from the SFGM database. Société Française de Greffe de Moelle. *Br J Haematol* 1999;107:154-61.

34. Bierman PJ. Allogeneic bone marrow transplantation for lymphoma. *Blood Rev* 2000;14:1-13.

35. Schmitz N, Dreger P, Glass B, Sureda A. Allogeneic transplantation in lymphoma: current status. *Haematologica* 2007;92: 1533-48.

36. Khouri IF. Reduced-intensity regimens in allogeneic stem-cell transplantation for non-hodgkin lymphoma and chronic lymphocytic leukemia. *Hematology Am Soc Hematol Educ Program* 2006:390-7.

Nicolas Mounier,
Éric Rosenthal

Pôle Clinique Universitaire des Spécialités Médicales, CHU de Nice

Les lymphomes non hodgkiniens associés à l'infection par le VIH

L'incidence des lymphomes non hodgkiniens associés au VIH (LNH-HIV) est 100 fois supérieure [1] à celle retrouvée dans la population générale qui, pour mémoire, est estimée à 15/100 000 en France. Il s'agit plutôt d'un événement tardif dans l'histoire de la maladie. C'est le second cancer associé au VIH, et aujourd'hui la première cause de décès lié au SIDA en France [2].

Au plan histologique, les lymphomes non hodgkiniens associés au VIH sont principalement des lymphomes non hodgkiniens B agressifs de type B diffus à grandes cellules (BDGC de sous-type centroblastique, immunoblastique, ou anaplasique) et Burkitt. Les entités clinico-biologiques plus rares (< 10 %) sont représentées par les lymphomes des séreuses, les lymphomes non hodgkiniens plasmablastiques et les lymphomes non hodgkiniens des immunodéprimés type transplantation [3].

Depuis 1996, l'effet bénéfique des trithérapies semble avoir permis de diminuer l'incidence des lymphomes non hodgkiniens associés au VIH et amélioré leur pronostic [4]. Cependant, la question thérapeutique est loin d'être réglée. Le protocole CHOP est le standard pour les patients VIH-négatifs mais son utilisation pour les lymphomes non hodgkiniens associés au VIH ne fait pas l'unanimité. Deux options s'opposent : un traitement allégé du fait du risque infectieux lié à l'immunosuppression ou un traitement alourdi pour mieux contrôler cette maladie agressive [5].

L'objectif de cette courte revue est d'exposer les différents traitements incluant le nouveau paramètre que constitue le rituximab [6-9].

Quels sont les facteurs pronostiques ?

Connaître les facteurs pronostiques est crucial pour déterminer le rapport bénéfice/risque avant d'initier la chimiothérapie. Avant l'utilisation des trithérapies, les facteurs pronostiques étaient divisés en deux catégories : ceux liés au lymphome et ceux liés au VIH. Straus *et al.* ont proposé un index combinant : le taux de CD4 (< 0,1 10^9/L), le stade III ou IV, l'âge au-dessus de 35 ans, la toxicomanie IV, et le taux de LDH supérieur à la normale. Le consortium GELA (Groupe d'étude des lymphomes de l'adulte) - GICAT *(Gruppo Italiano Cooperativo AIDS e Tumori)* utilisait un autre index associant l'indice d'activité ECOG 2-4, le stade SIDA avéré, et le taux de CD4. Durant cette période, le type histologique ne semblait pas avoir de valeur péjorative et les médianes de survie étaient autour de six mois.

Actuellement, grâce à la trithérapie, la survie s'est améliorée avec des médianes de trois-quatre ans, proches de celles retrouvées chez les patients VIH-négatifs [10]. La plupart des auteurs ne retrouvent plus que les facteurs pronostiques liés au lymphome non hodgkinien comme l'Index pronostique international (IPI combinant LDH, stade, et ECOG, *voir Tableau I*). De plus, le sous-type Burkitt semble conserver son mauvais pronostic. L'impact d'un faible taux de CD4 est discuté. Il est principalement utile pour prévoir la toxicité de la chimiothérapie utilisée. Nous reviendrons sur ce point en discutant dose, schéma et combinaison au rituximab.

Tableau I

Facteurs pronostiques chez 335 patients présentant un lymphome non hodgkinien associé au VIH et traités par CHOP dans l'essai LNH-HIV 93 [5]

		Avant trithérapie (n = 199)		**Après trithérapie** (n = 136)	
		Survie à 3 ans (%)	**p**	**Survie à 3 ans (%)**	**p**
Score IPI	0-1 2-3	27 12	0,0001	54 22	0,0001
Score HIV	0 1 2-3	39 19 2	0,0001	56 50 34	0,13
Score de Straus	0-1 2 3-4	36 20 9	0,0006	61 40 34	0,06
Pathologie B grandes cellules Immunoblastique Burkitt		29 17 24	0,21	49 33 32	0,10

Quelles sont les stratégies de traitement envisageables ?

Faibles doses de chimiothérapie

Durant la période pré-trithérapie, les chimiothérapies faibles doses (type m-BACOD à dose réduite) étaient largement utilisées car elles permettaient d'obtenir des résultats proches du CHOP avec une toxicité moindre. L'essai de Kaplan fait référence [11] avec un taux de rémission complète de 42 % *vs* 41 %. Pour 177 patients de risque intermédiaire dans le score VIH, l'étude HIV93 du GELA-GICAT [5] a randomisé CHOP *vs* mini CHOP ; le taux de rémission complète était meilleur pour le CHOP (49 % *vs* 32 %, p = 0,02) mais la toxicité plus forte, notamment au plan hématologique et cela malgré le G-CSF (leucopénie grade 3-4 : 52 % *vs* 30 % (p = 0,01)). Les survies à cinq ans étaient proches : 28 % *vs* 24 % (p = 0,19) mais avec plus de décès liés aux infections pour le CHOP (31 % *vs* 18 %).

Chimiothérapie intensive

Par analogie aux lymphomes non hodgkiniens des patients VIH-négatifs, plusieurs auteurs pensent que le mauvais pronostic des lymphomes non hodgkiniens associés au VIH nécessite de tester des chimiothérapies fortes doses.

L'étude HIV-93 a randomisé chez 109 patients, sans facteur de risque lié au VIH, un traitement intensif ACVBP *vs* conventionnel CHOP [5]. Grâce au G-CSF, les doses intensités ont été tenues. La leucopénie et la thrombopénie de grade 3-4 étaient plus fréquentes avec l'ACVBP (75 % *vs* 36 % et 46 % *vs* 12 %). Le taux de rémission complète était meilleur pour l'ACVBP (61 % *vs* 51 %). La survie à cinq ans aussi (51 % *vs* 47 %), mais aucun de ces deux critères n'était significatif. Le nombre de cycles d'ACVBP était réduit par le protocole à trois, on peut s'interroger sur l'effet obtenu si on avait poursuivi par une consolidation comme c'est le cas actuellement. Suivant cette même idée, Costello *et al.* ont testé le régime CHOP à haute dose et rapporté une survie à trois ans de 43 % [12].

Ces résultats des chimiothérapies intensives sont intéressants et peuvent encore être améliorés par des chimiothérapies délivrées en perfusion continue (*voir Tableau II*). Les équipes américaines rapportent notamment des résultats encourageants avec le régime EPOCH permettant une individualisation de la dose sur le nadir des globules blancs [13]. Il s'agit des meilleurs résultats obtenus à ce jour : taux de rémission complète de 74 %, survie à cinq ans estimée à 60 %.

Tableau II

Principales chimiothérapies avec administration en perfusion continue

CDE
- Cyclophosphamide, 187,5-200 mg/m^2/jour durant 4 jours
- Doxorubicine, 12,5 mg/m^2/jour durant 4 jours
- Étoposide, 60 mg/m^2/jour durant 4 jours
- Filgrastim (G-CSF), 5/kg/jours à partir de J6
- Six cycles, tous les 28 jours

EPOCH
- Étoposide, 50 mg/m^2/jour durant 4 jours
- Vincristine, 0,4 mg/m^2/jour durant 4 jours
- Doxorubicine, 10 mg/m^2/jour durant 4 jours
- Cyclophosphamide, 187 mg/m^2/jour à J5 si les CD4 sont < 0,1 10^9/L
375 mg/m^2/jour à J5 si les CD4 sont > 0,1 10^9/L
- Prednisone, 60 mg/m^2/jour durant 5 jours *per os*
- Filgrastim (G-CSF), 5/kg/jours à partir de J6
- Six cycles, tous les 21 jours

Deux cas particuliers sont encore à discuter dans le cadre des chimiothérapies intensives appliquées aux lymphomes non hodgkiniens associés au VIH : le traitement des lymphomes de Burkitt et les greffes.

Du fait du mauvais pronostic des lymphomes de Burkitt, la plupart des équipes ne les traitent plus comme les lymphomes diffus à grandes cellules B mais utilisent des chimiothérapies dédiées type COPADM ou CODOX-M/IVAC, notamment du fait d'une moindre immunodépression. Récemment, Oriol *et al.* ont obtenu les mêmes résultats dans une cohorte associant des patients VIH-négatifs et positifs (survie à deux ans : 51 % ; taux de rémission complète de 71 % *vs* 77 %) [14]. Le seul facteur de mauvais pronostic était l'âge de plus de 60 ans.

Les autogreffes ont principalement été réalisées en consolidation après rechute par des équipes américaines, françaises et italiennes qui ont rapporté des petites séries de moins de vingt patients [15-17]. Sous réserve d'une bonne prophylaxie des infections opportunistes, il s'agit d'une option à envisager dans ce type de situation avec notamment des durées de cytopénie comparables aux autogreffes des patients VIH-négatifs. L'allogreffe reste expérimentale. Dans tous les cas, et par analogie aux patients VIH-négatifs, la place de la greffe reste à reconsidérer du fait de la mise à disposition du rituximab.

Chimiothérapie combinée au rituximab

Suite à l'impressionnante efficacité de la combinaison rituximab + CHOP chez les patients VIH-négatifs [18] et comme la majorité des lymphomes non hodgkiniens associés au VIH est CD20+, plusieurs équipes ont testé cette combinaison pour le traitement des lymphomes non hodgkiniens associés au VIH. La question principale était d'estimer la toxicité, notamment infectieuse, résultant de la déplétion en lymphocyte B induite par le rituximab chez des patients déjà immunodéprimés par le VIH (*voir Tableau III*).

Tableau III
Chimiothérapie combinée au rituximab dans le traitement des lymphomes non hodgkiniens associés au VIH

Auteur	Protocole	Nombre de patients	Rémission complète (%)	Survie à 2 ans (%)
Spina [6]	R-CDE	74	70	64
Kaplan [7]	R-CHOP	99	58	55
Boué [8]	R-CHOP	61	77	75
Ribera [9]	R-CHOP	81	69	56

- **Phase II**

En 2004, Spina *et al.* ont rapporté les résultats mis en commun de trois études de phase II, utilisant le rituximab plus une chimiothérapie en perfusion continue [6]. Les essais ont été conduits par le GICAT, l'université de Vienne, et le centre Albert Einstein à New York. Les 74 patients ont été traités avec six cycles de R-CDE (*voir Tableau II*, 375 mg/m^2 de rituximab, toutes les quatre semaines). Les patients recevaient du filgrastim en préventif, et la trithérapie était recommandée. La médiane de CD4 était 0,16 10^9/L ; 72 % des patients présentaient un lymphome non hodgkinien diffus à grandes cellules B et 70 % avaient un stade disséminé. L'étude des toxicités de grade 3-4 montrait : neutropénie 78 % des cas, anémie 32 %, et thrombopénie 24 % ; en outre, 31 % des patients ont développé une infection pendant le traitement ou dans les trois mois suivant la fin de la chimiothérapie. Dix patients (14 %) ont développé des infections opportunistes, incluant rétinite à cytomégalovirus (n = 3), cryptosporidiose (n = 3), tuberculose pulmonaire (n = 2), pneumocystose (n = 1), et salmonellose (n = 1). Il y a eu six décès dus à des infections, deux cas de sepsis bactérien attribués au R-CDE (n = 2) et quatre cas d'infections opportunistes qui se sont produites après la fin de traitement : deux cryptosporidioses, une tuberculose pulmonaire, et une aspergillose pulmonaire, développées 5, 8, 2, et 8 mois après la fin de R-CDE. Cinquante-deux patients (70 %) ont obtenu une rémission complète et quatre (5 %) une rémission partielle. Vingt-sept patients (36 %) ont eu une progression ou une rechute, y compris sept des cinquante-deux en rémission complète (14 %). La survie à deux ans était de 64 % et l'EFS de 52 %.

Boué *et al.* ont rapporté une étude de phase II comprenant soixante et un patients [8]. Ils ont été traités par six cycles de rituximab à la dose standard de 375 mg/m^2, plus CHOP toutes les trois semaines. Tous les patients ont reçu du filgrastim en préventif et une trithérapie. La médiane des CD4 était 0,17 10^9/L ; 69 % des patients présentaient un lymphome non hodgkinien diffus à grandes cellules B, et 70 % un stade 3-4. L'étude des toxicités de grade 3-4 montrait principalement une anémie dans 32 % des cas et 25 % de neutropénie fébrile. Dix-huit patients (35 %) sont décédés, la cause de la mort était connue pour seize patients : liée au lymphome pour quatorze patients, une infection, un choc cardiogénique. Quarante patients (67 %) ont obtenu une rémission complète et 10 % une rémission partielle. La survie à deux ans était de 75 % et l'EFS de 65 %. Cette étude a été conçue en 1998, la toxicité du R-CHOP était encore incertaine chez les patients VIH-positifs et les investigateurs avaient donc décidé d'inclure seulement des patients avec, au maximum, un des facteurs pronostiques défavorables suivants : CD4 < 0,1 10^9/L, infections opportunistes antérieures ou altération de l'état général. Néanmoins, au plan des caractéristiques de base, les patients sont semblables à ceux inclus dans les autres études et cohortes. Ainsi, les patients avec un score IPI 0-1 ou un taux de CD4 au-dessus de 0,1 10^9/L semblent former un sous-groupe pour lequel les résultats du R-CHOP sont très satisfaisants. En particulier, la toxicité est acceptable, comparable à celle observée chez les patients VIH-négatifs.

- **Phase III**

La seule étude randomisée (2 : 1) de phase III a été conduite par le consortium américain « *AIDS Malignancy Consortium* » (AMC) qui a comparé six cycles de CHOP (n = 50) ou R-CHOP (n = 99) chez 150 patients nouvellement diagnostiqués [7]. Les patients du groupe R-CHOP ont également reçu le rituximab en entretien après obtention d'une rémission complète. Tous les patients ont reçu du filgrastim préventif et une trithérapie. La médiane de CD4 était 0,13 10^9/L, 69 % des patients présentaient un lymphome diffus à grandes cellules B, et 79 % un stade 3-4. L'incidence de la neutropénie fébrile était semblable dans les deux groupes (30 % pour R-CHOP contre 21 % pour CHOP, p = 0,86). Les décès de causes infectieuses se sont produits chez quinze des patients recevant R-CHOP (14 %, comparés à 2 % dans le groupe CHOP, p = 0,035). Neuf de ces quinze décès se sont produits chez des patients qui avaient moins de 0,05 10^9 CD4/L, et six, pendant la phase d'entretien du traitement de rituximab (n = 35). Le taux de rémission complète était de 57 % pour R-CHOP et 47 % pour CHOP (p = 0,147).

Avec un suivi médian de 137 semaines, les médianes de PFS, EFS, et OS étaient respectivement de 125, 45, et 139 semaines pour R-CHOP, et de 85, 38, et 110 semaines pour CHOP (p non significatif pour toutes comparaisons). La survie à deux ans était estimée à 55 %. Le taux de CD4 et le score IPI constituaient les principaux facteurs pronostiques.

Cette unique étude de phase III pose, bien évidemment, plusieurs questions. La principale est celle de l'impact du traitement atypique par rituximab en entretien. Soixante-deux pour cent des décès se sont produits pendant les deux premiers cycles, et ont été attribués à la neutropénie chimio-induite, tandis que 38 % des décès se sont produits pendant les six mois d'entretien par rituximab. Cela est peu surprenant car la combinaison du rituximab + chimiothérapie augmente le risque de neutropénie et d'infection en cours de traitement, ainsi que le risque de neutropénie retardée après traitement [19]. Néanmoins, l'avantage du rituximab pour le contrôle tumoral ne doit pas être sous-estimé. Il est maintenant bien établi que le rituximab a un impact important dans les formes défavorables de lymphome diffus à grandes cellules B, particulièrement pour les tumeurs bcl-2 positives [20, 21]. D'ailleurs, dans cette unique étude de phase III, la progression de la maladie et le nombre de décès dus au lymphome ont diminué de manière significative chez les patients traités par R-CHOP.

Le groupe lymphome de l'Institut national du cancer des États-Unis dirigé par W. Wilson étudie actuellement le traitement EPOCH combiné avec le rituximab à haute dose (375 mg/m^2 jour 1 et 5) [22]. Les résultats préliminaires pour vingt et un patients suggèrent paradoxalement que le rituximab est intéressant chez les patients présentant moins de 0,1 10^9 CD4/L (survie à deux ans : 57 % *vs* 16 % pour EPOCH seul). Pour les patients avec plus de 0,1 10^9 CD4/L, les proportions de survivants dans chaque groupe de traitement (90 % et 87 %) sont semblables. Davantage de cas de neutropénie ont été observés avec le R-EPOCH, mais ceux-ci ont été contrôlés.

Par conséquent, une surveillance médicale accrue pendant la chimiothérapie combinée au rituximab semble nécessaire afin d'en faire bénéficier les patients avec un faible taux de CD4 (*voir Tableau IV*). L'AMC continue de tester les effets bénéfiques du rituximab tout en réduisant au minimum ses risques, notamment en élargissant la prophylaxie digestive.

■ Chimiothérapie et traitement antirétroviral

La responsabilité de l'immunodépression et, potentiellement, le rôle du VIH lui-même dans les processus d'oncogenèse doivent faire discuter chez les patients atteints de lymphomes non hodgkiniens associés au VIH une initiation du traitement antirétroviral chez les patients naïfs, ou son optimisation chez les patients prétraités, quel que soit le taux des lymphocytes CD4. Besson *et al.* ont notamment montré que le contrôle de la réplication virale VIH par les traitements antirétroviraux est associé à une amélioration de la survie des patients traités pour un lymphome [4]. Actuellement, grâce aux traitements antirétroviraux et à une moindre immunodépression, les chimiothérapies à doses conventionnelles

Tableau IV
Points pratiques

Diagnostic
- Ponction lombaire
- Biopsie médullaire
- Charge virale
- Numération des lymphocytes CD4
- Anamnèse avec notamment type d'infections opportunistes

Chimiothérapie standard
- Continuer la trithérapie mais surveiller les interactions médicamenteuses (cytochrome P450)
- Pas de zidovudine
- Surveiller la toxicité hépatique, notamment chez les patients co-infectés par les virus des hépatites
- Prophylaxie systématique des infections à *Pneumocystis* par trimethoprime-sulfamethoxazole
- Prophylaxie des Herpes virus et des infections à *Candida* en cas de récurrences fréquentes antérieures à la chimiothérapie
- Filgrastim (G-CSF), 5/kg/jours à partir de J6

Chimiothérapies intensives
- Décontamination digestive
- Prophylaxie des *Mycobacterium* par azithromycine (à discuter)
- Monitoring du cytomégalovirus jusqu'à J100

semblent faisables avec des taux de rémission complète de 45 % à 65 % [11, 12]. Le consortium américain AMC a observé chez soixante-cinq patients sous trithérapie (indinavir, stavudine et lamivudine) les toxicités en fonction des doses de chimiothérapie [13] : les neutropénies de grade 3-4 étaient plus fréquentes avec le CHOP pleine dose (25 % *vs* 12 %) mais les autres toxicités étaient similaires. En France, un rapport d'expert concernant la prise en charge médicale des personnes infectées par le VIH insiste sur la nécessité d'introduire ou de maintenir un traitement antirétroviral efficace parallèlement à l'introduction de la chimiothérapie, tout en prenant en compte les problèmes de toxicité cumulée (hématotoxicité de la zidovudine, neurotoxicité de la stavudine associée à la vincristine ou à la vinblastine) [23]. La possibilité d'interactions médicamenteuses entre la chimiothérapie antitumorale et les antirétroviraux ajoute à la complexité du problème, en particulier lorsque la voie du cytochrome P450 3A est commune entre les cytostatiques et les inhibiteurs de protéases ou les inhibiteurs non nucléosidiques de la transcriptase inverse [24]. Rappelons enfin que l'arrêt intempestif de la lamivudine, de la FTC ou du ténofovir chez un patient présentant une hépatite virale B réplicative peut s'accompagner d'une réactivation sévère de l'hépatite, notamment chez les patients traités par le rituximab. Toutes ces raisons justifient une prise en charge multidisciplinaire et concertée des patients infectés par le VIH et atteints de lymphome (*voir Tableau IV*).

Conclusion et perspectives

La plupart des patients présentant un lymphome non hodgkinien associé au VIH peuvent maintenant être traités avec une chimiothérapie conventionnelle type CHOP en combinaison avec la trithérapie et obtenir ainsi des rémissions complètes durables. Cependant, le lymphome non hodgkinien associé au VIH reste une maladie grave et, malgré la trithérapie, la présence d'une lourde immunodépression doit faire soigneusement évaluer les différents facteurs pronostiques, avant de prescrire une chimiothérapie plus intensive. Plus particulièrement, l'ensemble des mesures prophylactiques des infections peut permettre de tirer bénéfice de l'introduction du rituximab combinée avec la chimiothérapie, et par la suite de la diffusion de nouveaux médicaments ou la radio-immunothérapie (*voir Tableau V*).

Tableau V
Questions de recherche clinique

Quelle place pour le rituximab ?
Les patients en rechute doivent-ils aller à l'autogreffe ?
Quelle place pour la radio-immunothérapie ?
L'évaluation par TEP a-t-elle un intérêt dans le contexte VIH + ?

Références

1. Goedert JJ, Cote TR, Virgo P, *et al.* Spectrum of AIDS-associated malignant disorders. *Lancet* 1998;351:1833-9.

2. Lewden C, May T, Rosenthal E, *et al.* Causes of death among HIV-infected adults in France in 2005 and evolution since 2000. 14th Conference on retroviruses and opportunistic infections, Los Angeles, USA, 25-28 February 2007 :abstract #976.

3. Navarro WH, Kaplan LD. AIDS-related lymphoproliferative disease. *Blood* 2006;107:13-20.

4. Besson C, Goubar A, Gabarre J, *et al.* Changes in AIDS-related lymphoma since the era of highly active antiretroviral therapy. *Blood* 2001;98:2339-44.

5. Mounier N, Spina M, Gabarre J, *et al.* AIDS-related non-Hodgkin lymphoma: final analysis of 485 patients treated with risk-adapted intensive chemotherapy. *Blood* 2006;107:3832-40.

6. Spina M, Jaeger U, Sparano JA, *et al.* Rituximab plus infusional cyclophosphamide, doxorubicin and etoposide (R-CDE) in HIV-associated non-Hodgkin's lymphoma: pooled results from three phase II trials. *Blood* 2005;105(5):1891-7.

7. Kaplan LD, Lee JY, Ambinder RF, *et al.* Rituximab does not improve clinical outcome in a randomized phase 3 trial of CHOP with or without rituximab in patients with HIV-associated non-Hodgkin lymphoma: AIDS-Malignancies Consortium Trial 010. *Blood* 2005;106:1538-43.

8. Boué F, Gabarre J, Gisselbrecht C, *et al.* Phase II trial of CHOP plus rituximab in patients with HIV-associated non-Hodgkin's lymphoma. *J Clin Oncol* 2006;24:4123-8.

9. Ribera JM, Oriol A, Morgades M, *et al.* Safety and efficacy of cyclophosphamide, adriamycin, vincristine, prednisone and rituximab in patients with human immunodeficiency virus-associated diffuse large B-cell lymphoma: results of a phase II trial. *Br J Hematol* 2008;140(4):411-9.

10. Lim ST, Karim R, Nathwani BN, *et al.* AIDS-related Burkitt's lymphoma versus diffuse large-cell lymphoma in the pre-highly active antiretroviral therapy (HAART) and HAART eras: significant differences in survival with standard chemotherapy. *J Clin Oncol* 2005;23:4430-8.

11. Kaplan LD, Straus DJ, Testa MA, *et al.* Low-dose compared with standard-dose m-BACOD chemotherapy for non-Hodgkin's lymphoma associated with human immunodeficiency virus infection. National Institute of Allergy and Infectious Diseases AIDS Clinical Trials Group. *N Engl J Med* 1997;336:1641-8.

12. Costello RT, Zerazhi H, Charbonnier A, *et al.* Intensive sequential chemotherapy with hematopoietic growth factor support for non-Hodgkin lymphoma in patients

infected with the human immunodeficiency virus. *Cancer* 2004;100:667-76.

13. Little RF. AIDS-related non-Hodgkin's lymphoma: etiology, epidemiology, and impact of highly active antiretroviral therapy. *Leuk Lymphoma* 2003;44 Suppl. 3: S63-8.

14. Oriol A, Ribera JM, Brunet S, *et al.* Highly active antiretroviral therapy and outcome of AIDS-related Burkitt's lymphoma or leukemia. Results of the PETHEMA-LAL3/97 study. *Haematologica* 2005;90: 990-2.

15. Krishnan A, Molina A, Zaia J, *et al.* Autologous stem cell transplantation for HIV-associated lymphoma. *Blood* 2001;98: 3857-9.

16. Gabarre J, Marcelin AG, Azar N, *et al.* High-dose therapy plus autologous hematopoietic stem cell transplantation for human immunodeficiency virus (HIV)-related lymphoma: results and impact on HIV disease. *Haematologica* 2004;89: 1100-8.

17. Re A, Cattaneo C, Michieli M, *et al.* High-dose therapy and autologous peripheral-blood stem-cell transplantation as salvage treatment for HIV-associated lymphoma in patients receiving highly active antiretroviral therapy. *J Clin Oncol* 2003;21:4423-7.

18. Coiffier B, Lepage E, Brière J, *et al.* CHOP chemotherapy plus rituximab compared with CHOP alone in elderly patients with diffuse large-B-cell lymphoma. *N Engl J Med* 2002;346:235-42.

19. Dunleavy K, Hakim F, Kim HK, *et al.* B-cell recovery following rituximab-based therapy is associated with perturbations in stromal derived factor-1 and granulocyte homeostasis. *Blood* 2005;106:795-802.

20. Bonavida B, Vega MI. Rituximab-mediated chemosensitization of AIDS and non-AIDS non-Hodgkin's lymphoma. *Drug Resist Updat* 2005;8:27-41.

21. Mounier N, Brière J, Gisselbrecht C, *et al.* Estimating the impact of rituximab on bcl-2-associated resistance to CHOP in elderly patients with diffuse large B-cell lymphoma. *Haematologica* 2006;91:715-6.

22. Dunleavy K, Little R, Gea-Banacloche J, *et al.* Abbreviated treatment with short-course dose-adjusted EPOCH and rituximab (DA-EPOCH-R) is highly effective in AIDS-related lymphoma (ARL). *Blood* 2004;1004:abstr 3111.

23. Rapport 2006, sous la direction du Pr Patrick Yéni. *Prise en charge médicale des personnes infectées par le VIH.* Infections et cancers au cours de l'infection par le VIH. Paris: Flammarion, 2006:271-2.

24. Antoniou T, Tseng AL. Interactions between antiretrovirals and antineoplastic drug therapy. *Clin Pharmacokinet* 2005;44: 111-45.

Pierre Feugier

Service d'Hématologie, CHU Brabois, Vandœuvre-lès-Nancy

Anticorps monoclonaux dans les lymphomes non hodgkiniens : place dans la stratégie thérapeutique

Comment agissent les anticorps monoclonaux ?

Les anticorps sont composés de deux chaînes lourdes et de deux chaînes légères identiques, chacune possédant une partie constante (VH et CH) et une partie variable (VL et CL), dans laquelle une région hypervariable représente le site d'interaction avec les antigènes. Les anticorps sont dits monoclonaux lorsque l'ensemble des sites de fixation à l'antigène ont la même spécificité antigénique. La substitution de régions hypervariables d'anticorps monoclonaux murins aux régions hypervariables des régions VH et VL humaines permet d'obtenir des anticorps chimériques humanisés [1]. L'anticorps monoclonal possède trois sites fonctionnels : deux sites spécifiques de fixation antigénique dits Fab *(antigen binding)* et un site effecteur appelé fragment Fc (cristallisable). Il se fixe sur l'antigène cible exprimé par la cellule tumorale et peut exercer son effet par trois mécanismes : une toxicité directe sur la cellule cible dépendante du complément (CDC), une cytotoxicité à médiation cellulaire dépendante des anticorps (ADCC) ou en tant qu'inducteur d'apoptose.

L'utilisation des anticorps monoclonaux, dirigés contre des déterminants cellulaires, a d'abord contribué à définir les étapes de la différenciation hématopoïétique et à l'identification phénotypique des différentes hémopathies malignes. S'il est utilisé comme moyen thérapeutique, un anticorps monoclonal actif doit se fixer de façon suffisamment prolongée sur la cellule cible malade, être spécifique de la population cellulaire tumorale ou intervenir dans le développement de cette dernière. Cela implique un spectre d'action qui ne doit pas être trop étroit, étant donné l'hétérogénéité antigénique des cellules tumorales, ni trop large pour éviter les dégâts collatéraux sur les cellules saines.

L'utilisation chez l'homme a initialement été ralentie par leur origine murine, responsable de l'apparition d'anticorps humains anti-anticorps de souris (HAMA ou *human anti-mouse antibodies*) aux effets délétères chez le patient. Puis les possibilités de synthèse à large échelle d'anticorps purifiés et humanisés, peu immunogènes, ont permis d'élargir les moyens thérapeutiques en hématologie, et notamment dans les syndromes lymphoprolifératifs où l'association de ces anticorps aux chimiothérapies classiques a permis d'améliorer substantiellement la survie globale des patients. L'humanisation possible de certains anticorps monoclonaux consiste à utiliser une fraction Fc humaine couplée aux régions variables d'origine murine (molécule chimérique) et permet de diminuer la fréquence d'apparition des anticorps neutralisants antimurins ainsi que d'augmenter l'interaction du fragment Fc avec le complément et les cellules cytotoxiques effectrices. Une limite, et non des moindres, est la nécessité de produire de façon reproductible, sans risque de contamination virale, des anticorps selon les règles strictes définies par les agences du médicament. Cela explique qu'à ce jour très peu d'anticorps monoclonaux aient obtenu une autorisation de mise sur le marché, ou même aient fait l'objet d'études à large échelle chez l'homme.

Quels sont à l'heure actuelle les cibles antigéniques potentielles et les anticorps monoclonaux correspondants disponibles en thérapeutique ?

CD20

La molécule CD20 est présente sur la quasi-totalité de la lignée lymphocytaire B normale, à l'exception des cellules souches pro-B et des plasmocytes. Sa fonction exacte est mal connue. Elle est également exprimée par la majorité des cellules des lymphomes B, avec une forte densité dans certaines variétés comme le lymphome folliculaire ou le lymphome du manteau.

• **Rituximab** (MabThera®, Roche) : un anticorps humanisé chimérique contenant une région constante humaine de type IgG1 ainsi qu'une région murine variable dirigée contre le CD20 est commercialisé depuis plusieurs années. C'est le premier anticorps monoclonal à avoir obtenu l'autorisation de mise sur le marché (AMM) dans les lymphomes. La fixation s'effectue par la partie murine et les effets de l'anticorps sont médiés par la partie humaine. Les mécanismes reconnus de la cytotoxicité induite par cet anticorps monoclonal sont au moins au nombre de trois : de type lyse-complément classique, de type ADCC mobilisant des effecteurs NK mais aussi par l'induction de l'apoptose.

• **Ofatuzumab** (HuMax-CD20, GenMab/GSK) : plus récemment, d'autres anticorps ciblant toujours l'antigène CD20 ont été développés. Ainsi, HuMax-CD20 (ofatuzumab, GenMab/GSK) est un anticorps monoclonal de type IgG1 de deuxième génération entièrement humanisé, qui est dirigé comme le rituximab contre l'antigène CD20 mais sur un site différent. Ses modalités d'action sont aussi similaires sauf qu'il n'agit pas en déclenchant une apoptose des cellules cibles. *In vitro*, il détruit des cellules lymphomateuses B de lignées résistantes au rituximab et exprimant peu le CD20. Les premiers résultats des essais de phase I et II chez des patients présentant des lymphomes folliculaires et des leucémies lymphoïdes chroniques en rechute ou réfractaires montrent des taux de réponse globale de plus de 50 %.

• **Autres anticorps en développement :** d'autres anticorps anti-CD20, dits de troisième génération, sont en cours d'évaluation en phases I et II précoce. C'est le cas notamment de GA 101 (Roche) ou de EMAB-G (LFB).

CD52

La molécule CD52 est exprimée par les cellules B et T, les monocytes et les NK. L'alemtuzumab (Campath®) est un anticorps humanisé recombinant dirigé contre la molécule CD52 qui est exprimée sur plus de 95 % des lymphocytes B et T du sang de la majorité des lymphomes. Il s'agit d'un anticorps chimère de type IgG1 (dont la partie variable est d'origine murine).

Les mécanismes d'action impliqués associent également apoptose, ADCC et CDC. Comme dans le cas de la molécule CD20, le CD52 ne module pas à la surface après interaction avec l'anticorps. Il est surtout utilisé dans le traitement des leucémies lymphoïdes chroniques et son intérêt dans les lymphomes est en cours d'investigation (lymphomes T notamment).

D'autres antigènes exprimés par les cellules B sont des cibles thérapeutiques potentielles

- C'est le cas de **l'antigène CD22** qui jouerait le rôle de molécule d'adhésion dans l'activation et la survie des lymphocytes B. Il est largement exprimé sur les lymphocytes B normaux et malins. L'epratuzumab est un anticorps humanisé de type IgG1 dirigé contre le CD22. Son activité antitumorale a été démontrée dans les lymphomes folliculaires et les lymphomes diffus à grandes cellules lourdement pré-traités. L'association anti-CD22 et anti-CD20 semble également intéressante.
- **L'antigène CD23** est une glycoprotéine transmembranaire de type II, dont l'expression augmente avec l'activation du lymphocyte B. Il serait impliqué dans la présentation antigénique, les phénomènes de co-stimulation et la production de cytokines pro-inflammatoires. L'anticorps anti-CD23 (lumiliximab) est un anticorps humanisé chimérique de type Ig G1, en cours d'évaluation notamment dans la leucémie lymphoïde chronique.
- **D'autres antigènes cibles potentiels** sont possibles avec des travaux *in vitro* encourageants. Les essais cliniques à partir des anticorps monoclonaux correspondants sont encore trop parcellaires pour que l'on puisse en tirer des conclusions fiables ; c'est le cas notamment de **CD2**, antigène exprimé sur les cellules T et NK ; le siplizumab, anticorps humanisé de type IgG1, est actuellement en cours d'évaluation en phase I dans des lymphomes ou leucémies CD2+. Par ailleurs, le zanolimumab, anticorps monoclonal anti-CD4, est actuellement évalué en phase II et III dans les lymphomes T cutanés ou non.

SGN-30 est un anticorps monoclonal chimérique anti-CD30, à la tolérance acceptable, dont les premiers essais de phase II dans des lymphomes agressifs CD30+, cutanés ou non, montrent des taux de réponse globale intéressants à plus de 50 %.

Enfin, l'**antigène CD40**, appartenant à la famille du récepteur de TNF, est une molécule de surface du lymphocyte B impliquée dans les phénomènes de co-stimulation et exprimée sur la majorité des cellules B normales et des hémopathies malignes B. Il jouerait un rôle dans la survie et la prolifération des cellules leucémiques B. L'anticorps humanisé anti-CD40 conduit à l'apoptose des cellules leucémiques. Il est en cours d'étude en phase I dans des lymphomes en rechute ou réfractaires avec une bonne tolérance et des taux de réponses intéressants autorisant les essais de phase II seul ou en association dans des lymphomes agressifs.

L'anti-Hu1D10 (apolizumab) est un anticorps monoclonal humanisé de type IgG1 qui se lie à la chaîne (du complexe majeur d'histocompatibilité HLA-DR) ; 70 % des cellules lymphomateuses réagissent avec cet anticorps. Les essais cliniques sont en cours.

Enfin, **l'antigène CD80** (B7.1) est une molécule de co-stimulation qui est exprimée de façon transitoire à la surface des cellules B et T activées. Elle est surtout exprimée de façon constitutive par les cellules de certains lymphomes malins, notamment folliculaires. *In vitro*, cet anticorps est capable d'inhiber la prolifération cellulaire, de faire exprimer des molécules pro-apoptotiques et d'induire la cytotoxicité dépendante des anticorps. Les premiers essais chez des patients réfractaires ou en rechute montrent des taux de réponse intéressants.

Quelle est l'efficacité de ces anticorps monoclonaux et comment les utiliser en pratique courante ?

Parmi l'ensemble des anticorps mentionnés ci-dessus, seules les indications du rituximab et de l'alemtuzumab, ainsi que des radioisotopes seront exposées ici, puisque des données trop parcellaires existent pour les autres anticorps.

Rituximab

• Et lymphomes folliculaires

C'est dans les lymphomes folliculaires que le rituximab a eu la première AMM en situation de rechute ou réfractaire, permettant également de proposer la posologie de 375 mg/m^2 toutes les semaines pendant quatre semaines avec des taux de réponse de l'ordre de 50 % et des durées médianes de réponse sans progression supérieures à douze mois [2]. Ces résultats encourageants ont permis de proposer l'association rituximab et polychimiothérapie en première ligne. Quatre essais prospectifs randomisant l'association ou non du rituximab à une polychimiothérapie viennent de se terminer [3-6]. Ils montrent tous une amélioration de la survie sans progression dans le bras comportant du rituximab, et, fait nouveau dans les syndromes lymphoprolifératifs indolents, une augmentation de la survie globale pour trois d'entre elles. L'essai français [6] retrouve également un bénéfice en terme de survie globale, mais uniquement chez les patients à haut risque. L'autre intérêt du rituximab dans les lymphomes non hodgkiniens folliculaires, en raison de son efficacité antitumorale et de sa très faible toxicité, réside dans le traitement de maintenance. Là encore, ce sont des essais prospectifs randomisés qui ont permis de montrer l'intérêt du rituximab en entretien chez les patients présentant un lymphome non hodgkinien folliculaire en rechute validant l'indication de l'AMM en cas de lymphomes folliculaires en rechute ou réfractaires répondant à un traitement d'induction par chimiothérapie avec ou sans rituximab [7, 8]. Le schéma d'administration retenu est de 375 mg/m^2 tous les trois mois même si d'autres schémas sont possibles (une perfusion tous les deux mois ou quatre perfusions mensuelles tous les six mois pendant deux ans). Reste la question du traitement d'entretien par rituximab chez les patients porteurs d'un lymphome folliculaire en première ligne après une association rituximab et chimiothérapie. L'essai international prospectif PRIMA pose cette question, mais les premiers éléments de réponse ne seront pas connus avant 2009. Enfin, le rituximab est actuellement en cours d'évaluation dans deux essais prospectifs multicentriques dans les lymphomes de faible masse tumorale dont le traitement de référence reste en 2007 l'abstention thérapeutique.

- **Et lymphomes B diffus à grandes cellules**

Initialement utilisé seul chez des patients en rechute ou réfractaires avec des taux de réponse globale proches de 30 % et une tolérance tout à fait correcte [9], il a ensuite été évalué en association avec une chimiothérapie en première ligne. L'étude du GELA [10, 11] a été la première phase III randomisée comparant une chimiothérapie classique (huit cycles de CHOP tous les vingt et un jours) à son association à du rituximab chez des patients âgés de 60 à 80 ans. Avec un recul désormais de plus de cinq ans, cette étude montre l'avantage en terme de survie sans événement (47 % *versus* 29 % à cinq ans) mais aussi en survie globale (58 % *versus* 45 % à cinq ans) de l'apport du rituximab. Plus récemment, l'étude allemande RICOVER a montré la supériorité dans cette population de six cycles de R-CHOP (avec huit injections de rituximab) sur six cycles de CHOP en terme de survie sans progression et de survie globale [12]. Chez les sujets âgés de moins de 60 ans et dans un essai comparable, un essai international (MinT) [13] incluant 824 patients avec un index pronostique international (IPI) à 0 ou 1 a montré la supériorité de six cycles de R-CHOP 21 (ou chimiothérapie équivalente) par rapport à une chimiothérapie seule avec des survies sans progression (PFS) et des survies globales (OS) à trois ans respectivement de 68 % et 84 % (PFS) et de 85 % et 93 % (OS) dans le bras avec rituximab. Cette étude montre par ailleurs qu'une chimiothérapie plus intensive (CHOEP) n'apporte rien de plus en tout cas lorsqu'elle est administrée toutes les trois semaines. En revanche, il n'y a pas d'arguments scientifiques pour proposer un traitement d'entretien par rituximab dans ce type de lymphomes agressifs.

- **Et autres lymphomes**

Les lymphomes du manteau sont habituellement classés sur le plan histologique avec les lymphomes indolents, mais ils ont le plus souvent un comportement clinique agressif. Peu de séries évaluant le rituximab en première ligne dans les lymphomes du manteau ont été rapportées, les séries sont souvent hétérogènes en terme d'histologie et ont un faible effectif. En monothérapie et en première ligne a été démontré un taux de réponse de 27 %, dont 2 % de réponse complète ; dans cette série, un traitement de maintenance n'apportait pas d'avantage en terme de survie et de taux de réponse. En première ligne, un essai allemand prospectif [14] a démontré la supériorité de l'association R-CHOP 21 *versus* CHOP 21 en terme de réponse globale (94 % *versus* 75 %), de rémission complète (34 % *versus* 7 %) mais ni en survie sans progression ni *a fortiori* en survie globale. En situation de rechute ou réfractaire, le rituximab associé à une chimiothérapie de type fludarabine, cyclophosphamide et mitoxantrone (FCM) augmente le taux de réponse et la survie globale par rapport à

FCM seul ; après R-FCM, une maintenance par rituximab permet d'augmenter significativement la durée de réponse. Le recul est insuffisant pour juger de la survie globale [15, 16]. L'apport du rituximab dans les **lymphomes de la zone marginale** est en cours d'évaluation dans un essai prospectif multicentrique international.

- **Intégration aux procédures d'autogreffe**

Différentes modalités sont à envisager. La première consiste, dans les lymphomes B, à utiliser le rituximab pour réaliser une purge *in vivo* des cellules lymphoïdes de la moelle permettant de réduire la contamination lors de la collection de cellules souches périphériques. Une autre voie consiste à administrer l'anticorps monoclonal en consolidation après une réduction tumorale maximale obtenue par autogreffe, dès la récupération hématologique. Là encore, ces deux modalités sont testées à travers des protocoles d'étude de l'EBMT et du GELA, dans les lymphomes agressifs et folliculaires.

■ Alemtuzumab

Cet anticorps existe depuis plusieurs années et a d'abord été utilisé dans la prévention de la maladie contre l'hôte dans le cadre des allogreffes de moelle. Son intérêt dans les hémopathies lymphoïdes a été démontré dans la leucémie lymphoïde chronique où il est indiqué en deuxième ligne de traitement ; il permet notamment une bonne éradication de la maladie résiduelle. Il est aussi indiqué en première ligne dans les leucémies lymphoïdes chroniques rares mais de mauvais pronostic avec une délétion du 13 correspondant à une anomalie du gène p53. Sa place en première ligne est actuellement évaluée dans le cadre d'essais prospectifs. La place de cet anticorps dans l'arsenal thérapeutique des lymphomes non hodgkiniens est, en revanche, très mal définie. Les études sont, par ailleurs, difficiles en raison de la relative rareté des ces lymphomes et de l'expression membranaire variable de cet antigène sur les cellules lymphomateuses. Récemment, un groupe italien a montré de façon prospective la faisabilité et l'efficacité de l'association CHOP alemtuzumab en première ligne dans une série de vingt-quatre lymphomes T. Un taux de rémission complète de 71 % a été obtenu ; avec un suivi de seize mois, treize patients sont en vie sans maladie.

■ La radio-immunothérapie

L'utilisation des anticorps monoclonaux a permis une augmentation significative des taux de réponse, de la survie sans progression et globale dans les lymphomes. Les rechutes persistent cependant, et certains patients sont réfractaires. Coupler un radioélément à un anticorps monoclonal permet d'augmenter l'effet antitumoral, notamment en raison de la radiosensibilité importante des cellules lymphomateuses. Deux types d'anticorps radio-actifs couplés à l'anti-CD20 sont disponibles, l'un utilisant l'iode 131 (tositumomab) développé et commercialisé aux États-Unis (Bexxar®), et l'autre l'yttrium 90 (ibritumomab) (Zevalin®) (seul disponible en Europe) associé à l'anticorps anti-CD20 par l'intermédiaire d'une molécule de tiotexan.

Les mesures de radioprotection dépendent de l'isotope utilisé ; le tositumomab, couplé avec l'iode 131 qui délivre un rayonnement β et γ, nécessite à la fois un calcul dosimétrique avant traitement et un isolement en chambre protégée afin de se protéger du rayonnement émis par les rayons γ. L'ibritumomab est plus facile à utiliser car il est couplé à l'yttrium 90 qui possède un très faible rayonnement et ne nécessite donc ni calcul de dose aux posologies utilisées, ni isolement ; il permet une prise en charge externe. L'anticorps anti-CD20 utilisé est un anticorps murin dans les deux cas et l'action s'exerce non seulement sur la cellule cible mais également sur les cellules environnantes par la radio-activité émise. Le schéma d'administration est le même dans les deux cas ; une injection initiale d'anticorps non radioactif est effectuée pour éliminer les cellules B circulantes exprimant CD20 et se lier aux cellules B CD20+ spléniques, permettant secondairement une meilleure distribution du radio-isotope et ainsi une plus grande activité. Les essais de phase I ont permis de montrer la bonne tolérance des anticorps avec une cytopénie réversible liée à l'irradiation des cellules hématopoïétiques et dont le nadir a lieu généralement durant le deuxième mois après traitement avec une normalisation au troisième mois. Une thrombopénie à moins de 100 000/µl, une neutropénie à moins de 1 000/µL ou une infiltration lymphomateuse médullaire de plus de 25 % sont ainsi des contre-indications à l'utilisation de ces anticorps radiomarqués. Les taux de réponse observés initialement étaient d'environ 80 % dans les lymphomes indolents et proches de 40 % dans les lymphomes agressifs.

- **Dans les lymphomes de faible grade de malignité**

En première ligne chez soixante-seize patients porteurs d'un lymphome folliculaire, Kaminski *et al.* rapportent un taux de réponse globale de 95 % dont 75 % de réponse complète, avec Bexxar® [17]. Avec un suivi de plus de cinq ans, la survie à cinq ans sans progression est de 59 %. Même si le suivi est encore peu important, il est important de noter qu'il n'a pas été observé un taux de myélodysplasies ou de leucémies secondaires anormalement élevé. Même si ces résultats sont remarquables, ils doivent être confirmés notamment dans des essais de phase III. De plus, il est intéressant de noter que le pourcentage de lymphomes folliculaires de faible masse tumorale (qui ne justifient pas forcément la mise en route de traitement) était important dans cette étude. Les principaux essais de phase II ou III utilisant le Zevalin® ont été réalisés chez des patients porteurs de lymphomes indolents en rechute ou réfractaires. Ainsi un essai de phase III a comparé Zevalin® à quatre injections hebdomadaires de rituximab [18] dans des lymphomes folliculaires en rechute ou réfractaires, ou transformés. Le taux de réponse globale (80 % *versus* 56 %) et de réponse complète (30 % *versus* 16 %) était plus important dans le bras Zevalin®. Cette étude a servi à la définition de l'AMM du Zevalin® qui comporte les lymphomes folliculaires CD20+ réfractaires ou rechutant après rituximab. Une analyse rétrospective suggère que les taux et la durée de réponse observés après Zevalin® sont plus importants chez les patients en première rechute par rapport à ceux ayant reçu au moins deux traitements préalables [19]. L'évaluation du Zevalin® en première ligne est donc nécessaire. Des essais de phase II ont montré des résultats encourageants dans le cadre de lymphomes agressifs en rechute ou réfractaires après une immuno-chimiothérapie avec un taux de réponse globale de 44 % et de réponse complète de 27 % [20] ; ces chiffres sont confirmés par une seconde étude plus modeste en terme d'effectif mais avec des réponses de plus de trois ans [21]. En revanche, les premiers essais dans les lymphomes du manteau montrent un taux de réponse moins important et surtout une PFS inférieure à six mois.

La radio-immunothérapie peut être également utilisée, soit en consolidation après une première immuno-chimiothérapie, soit à doses myéloablatives avant une greffe de cellules souches hématopoïétiques. Ainsi, si une consolidation par radio-isotopes a montré son efficacité dans les lymphomes folliculaires en première ligne après une chimiothérapie de type CHOP (67 % RC et EFS à deux ans de 81 %) [22], il reste à démontrer l'apport d'une telle consolidation après une première ligne associant le traitement de référence actuel des lymphomes folliculaires comportant nécessairement du rituximab. L'action des anticorps monoclonaux étant sans doute plus efficace lorsque les malades n'ont pas de forte masse tumorale, cela rend de toute façon plus logique leur administration après une réduction tumorale première par chimiothérapie. Seules des études randomisées pourront délimiter la place de ces molécules en consolidation. Plusieurs essais cliniques sont en cours, évaluant l'apport des radio-isotopes après une immuno-chimiothérapie initiale de type R-CHOP ou R-FM dans le cadre de lymphomes folliculaires, agressifs ou du manteau.

L'anti-CD20 couplé a été utilisé dans les conditionnements d'autogreffe de cellules souches hématopoïétiques. Il s'agit d'une procédure lourde, à visée myéloablative, mais qui permet de diminuer la toxicité des programmes d'irradiation corporelle totale. Associée à une chimiothérapie par endoxan-VP16, la dose médiane administrée est de 300 millicuries et la dose reçue par les organes cibles de 38 gy, contre 900 cgy pour les doses conventionnelles. La toxicité est principalement hématologique. L'efficacité antitumorale en sera mieux appréciée lorsque les cohortes de patients ainsi traités seront plus importantes, mais des résultats encourageants ont été rapportés [23].

Conclusion

Une nouvelle génération de molécules actives et innovantes, les anticorps monoclonaux froids ou radiomarqués, a commencé d'enrichir l'arsenal thérapeutique dont nous disposons pour le traitement des lymphomes malins non hodgkiniens. La recherche clinique a permis de montrer l'apport majeur de ces nouvelles thérapeutiques avec des bénéfices en terme de survie sans événements mais aussi de survie globale dans les deux types principaux de lymphomes.

■ Références

1. Peffault de Latour R, Robin M, Bay JO. Monoclonal antibodies for lymphomas and leukemias in 2005. *Bull Cancer* 2006;93: 107-18.

2. McLaughlin P, Grillo-Lopez AJ, Link BK, *et al.* Rituximab chimeric anti-CD20 monoclonal antibody therapy for relapsed indolent lymphoma: half of patients respond to a four-dose treatment program. *J Clin Oncol* 1998;16:2825-33.

3. Herold M, Haas A, Srock S, *et al.* Rituximab added to first-line mitoxantrone, chlorambucil, and prednisolone chemotherapy followed by interferon maintenance prolongs survival in patients with advanced follicular lymphoma: an East German Study Group Hematology and Oncology Study. *J Clin Oncol* 2007;25:1986-92.

4. Hiddemann W, Kneba M, Dreyling M, *et al.* Front line therapy with rituximab added to the combination of CHOP significantly improves the outcome for patients with advanced-stage follicular lymphoma compared with therapy with CHOP alone: results of a prospective randomized study of the German Low Grade Study Group. *Blood* 2005;106:3725-32.

5. Marcus R, Imrie K, Solal-Celigny P, *et al.* Phase III study of R-CVP compared with CVP alone in patients with previously untreated advanced follicular lymphoma. *J Clin Oncol* 2008;26:4579-86.

6. Salles G, Mounier N, de Guibert S, *et al.* Rituximab combined with chemotherapy and interferon in follicular lymphoma patients: results of the GELA-GOELAMS FL 2000 study. *Blood* 2008 Sep 17 (Epud ahead of print).

7. Ghielmini M, Schmitz SF, Cogliatti SB, *et al.* Prolonged treatment with rituximab in patients with follicular lymphoma significantly increases event-free survival and response duration compared with the standard weekly × 4 schedule. *Blood* 2004;103:4416-23.

8. van Oers MH, Klasa R, Marcus RE, *et al.* Rituximab maintenance improves clinical outcome of relapsed/resistant follicular non-Hodgkin lymphoma in patients both with and without rituximab during induction: results of a prospective randomized phase 3 intergroup trial. *Blood* 2006;108:3295-301.

9. Coiffier B, Haioun C, Ketterer N, *et al.* Rituximab (anti-CD20 monoclonal antibody) for the treatment of patients with relapsing or refractory aggressive lymphoma: a multicenter phase II study. *Blood* 1998;92:1927-32.

10. Coiffier B, Lepage E, Brière J, *et al.* CHOP chemotherapy plus rituximab compared with CHOP alone in elderly patients with diffuse large-B-cell lymphoma. *N Engl J Med* 2002;346:235-42.

11. Feugier P, Van Hoof A, Sebban C, *et al.* Long-term results of the R-CHOP study in the treatment of elderly patients with diffuse large B-cell lymphoma: a study by the Groupe d'Étude des Lymphomes de l'Adulte. *J Clin Oncol* 2005;23:4117-26.

12. Pfreundschuh M, Schubert J, Ziepert M, *et al.* Six *versus* eight cycles of bi-weekly CHOP-14 with or without rituximab in elderly patients with aggressive CD20+B-cell lymphomas: a randomised controlled trial (RICOVER-60). *Lancet Oncol* 2008;9:105-16.

13. Pfreundschuh M, Trumper L, Osterborg A, *et al.* CHOP-like chemotherapy plus rituximab versus CHOP-like chemotherapy alone in young patients with good-prognosis diffuse large-B-cell lymphoma: a randomised controlled trial by the MabThera International Trial (MInT) Group. *Lancet Oncol* 2006;7:379-91.

14. Lenz G, Dreyling M, Hoster E, *et al.* Immunochemotherapy with rituximab and cyclophosphamide, doxorubicin, vincristine, and prednisone significantly improves response and time to treatment failure, but not long-term outcome in patients with previously untreated mantle cell lymphoma: results of a prospective randomized trial of the German Low Grade Lymphoma Study Group (GLSG). *J Clin Oncol* 2005;23:1984-92.

15. Forstpointner R, Dreyling M, Repp R, *et al.* The addition of rituximab to a combination of fludarabine, cyclophosphamide, mitoxantrone (FCM) significantly increases the response rate and prolongs survival as compared with FCM alone in patients with relapsed and refractory follicular and mantle cell lymphomas: results of a prospective randomized study of the German Low-Grade Lymphoma Study Group. *Blood* 2004;104:3064-71.

16. Forstpointner R, Unterhalt M, Dreyling M, *et al.* Maintenance therapy with rituximab leads to a significant prolongation of response duration after salvage therapy with a combination of rituximab, fludarabine, cyclophosphamide, and

mitoxantrone (R-FCM) in patients with recurring and refractory follicular and mantle cell lymphomas: Results of a prospective randomized study of the German Low Grade Lymphoma Study Group (GLSG). *Blood* 2006;108:4003-8.

17. Kaminski MS, Tuck M, Estes J, *et al.* 131I-tositumomab therapy as initial treatment for follicular lymphoma. *N Engl J Med* 2005;352:441-9.

18. Witzig TE, Gordon LI, Cabanillas F, *et al.* Randomized controlled trial of yttrium-90-labeled ibritumomab tiuxetan radioimmunotherapy versus rituximab immunotherapy for patients with relapsed or refractory low-grade, follicular, or transformed B-cell non-Hodgkin's lymphoma. *J Clin Oncol* 2002;20:2453-63.

19. Emmanouilides C, Murray JL, Vo, K, *et al.* Earlier yttrium-90 ibritumomab tiutexan (Zevalin) treatment in patients with previously-treated B-cell non-Hodgkin's Lymphoma: higher response rates and longer durations of response. *Hemato J* 2004;5:S8.

20. Morschhauser F, Huglo D, Martinelli G, Paganelli G, Zinzani PL, Hadjiyiannakis D, Liberati A, Illidge T, Milpied N, Stein H, Kalmus J, Morel P, Reimann U, Marcus R. Yttrium-90 ibritumomab tiuxetan (Zevalin) for patients with relapsed/refractory diffuse large B-cell lymphoma not appropriate for autologous stem cell transplantation: results of an open-label phase II trial. *Blood* 2004;104:abstract 130.

21. Gordon LI, Molina A, Witzig T, *et al.* Durable responses after ibritumomab tiuxetan radioimmunotherapy for CD20+ B-cell lymphoma: long-term follow-up of a phase 1/2 study. *Blood* 2004;103:4429-31.

22. Press OW, Unger JM, Braziel RM, *et al.* A phase 2 trial of CHOP chemotherapy followed by tositumomab/iodine I 131 tositumomab for previously untreated follicular non-Hodgkin lymphoma: Southwest Oncology Group Protocol S9911. *Blood* 2003;102:1606-12.

23. Gopal AK, Gooley TA, Maloney DG, *et al.* High-dose radioimmunotherapy versus conventional high-dose therapy and autologous hematopoietic stem cell transplantation for relapsed follicular non-Hodgkin lymphoma: a multivariable cohort analysis. *Blood* 2003;102:2351-7.

David Sibon[1], Marie-Hélène Delfau-Larue[2]

[1] Service d'Hémato-Oncologie, Hôpital Saint-Louis, Paris

[2] Service d'Immunologie Biologique, Hôpital Henri Mondor, Créteil

Perspectives de vaccination antitumorale dans les lymphomes non hodgkiniens de phénotype B

Les vaccins thérapeutiques pour les lymphomes non hodgkiniens B, basés sur l'idiotype de l'immunoglobuline du clone malin, sont en développement depuis une trentaine d'années. Un frein majeur à ce développement a été la nécessité de personnaliser le vaccin anti-idiotype pour chaque patient. Les récentes avancées dans le domaine des hybridomes, mais surtout dans celui des biotechnologies, ont permis de réaliser quelques essais cliniques de phase I et II. La forte immunogénicité et le bénéfice clinique apparemment observé dans ces études ont conduit à l'initiation de trois essais randomisés de phase III. Certaines données préliminaires commencent à être rapportées.

Pourquoi envisager une vaccination antitumorale ?

Certains arguments suggèrent que les lymphomes non hodgkiniens B, notamment folliculaires, pourraient bénéficier d'une immunothérapie active, c'est-à-dire de l'induction d'une immunité spécifique de la tumeur :

- Des rémissions spontanées de plus d'un an sont observées jusqu'à 23 % des patients atteints de lymphome folliculaire [1].

- Des tentatives de stimulation non spécifique de la réponse immunitaire avec l'interféron [2] et l'interleukine 2 [3] ont montré une efficacité partielle dans la diminution du taux de rechutes, y compris après greffe de cellules souches hématopoïétiques. Le transfert de cellules LAK *(Lymphokine-Activated Killer Cells)* et la transfusion de lymphocytes du donneur après greffe de cellules souches hématopoïétiques ont montré que les lymphocytes B tumoraux pouvaient être sensibles à la cytotoxicité *in vivo* [4]. Ces résultats ont encouragé le développement de protocoles de stimulation spécifique du système immunitaire du malade contre la tumeur.

- Plus récemment, il a été montré que la survie des patients atteints de lymphome folliculaire semblait corrélée avec le profil d'expression génique des cellules immunes non malignes infiltrant la tumeur [5].

- Un effet allogénique de type *graft-versus-lymphoma* a été mis en évidence dans plusieurs lymphomes, après allogreffe de cellules souches hématopoïétiques [6].

Quelle est la composition des vaccins thérapeutiques contre le cancer ?

La majorité des vaccins thérapeutiques anticancéreux ont trois composantes : un antigène tumoral, un vecteur et un adjuvant. L'antigène tumoral est généralement une protéine ou un peptide dérivé de la tumeur, qui est soit exprimé uniquement par la tumeur, soit surexprimé par la tumeur par rapport aux tissus normaux. L'expression sélective ou la surexpression de l'antigène tumoral par la tumeur est la situation idéale car elle permet de limiter le risque d'induction d'une réponse auto-immune contre les tissus normaux après vaccination. Le vecteur est nécessaire pour transporter l'antigène tumoral aux cellules présentatrices d'antigènes, afin d'induire une réponse immunitaire contre cet antigène. L'adjuvant est habituellement une cytokine comme le GM-CSF *(Granulocyte-Macrophage Colony-Stimulating Factor)* ou l'interleukine 2 qui permet d'augmenter la réponse contre l'antigène tumoral.

Qu'est-ce qu'un vaccin anti-idiotype ?

Un antigène tumoral idéal est exprimé sélectivement par la tumeur, est présent chez tous les patients atteints de cette tumeur, est essentiel à la survie des cellules tumorales et peut induire une réponse polyclonale humorale et cellulaire. L'idiotype est l'antigène tumoral le plus fréquemment utilisé dans les études de vaccination thérapeutique contre les lymphomes B. Les lymphocytes B expriment une immunoglobuline de surface qui permet de distinguer les cellules tumorales des cellules B normales par l'expression de déterminants idiotypiques spécifiques situés dans les régions variables. Après transformation maligne, un clone cellulaire B continue à exprimer ces déterminants idiotypiques qui constituent donc des antigènes tumoraux.

Comment fabrique-t-on un vaccin anti-idiotype ?

Traditionnellement, la protéine idiotypique est produite par une technique d'hybridation : dans cette méthode, les cellules lymphomateuses obtenues à partir d'une biopsie ganglionnaire sont fusionnées *in vitro* avec des cellules d'un hétérohybridome K6H6/B5 pour produire un hybridome sécrétant l'immunoglobuline tumorale. Les hybridomes sécrétant l'immunoglobuline avec l'idiotype d'intérêt sont identifiés en comparant les séquences CDR3 de la chaîne lourde de l'immunoglobuline avec la tumeur du patient. Les clones d'hybridome sélectionnés sont mis en culture et la protéine idiotypique est purifiée par chromatographie d'affinité à partir du surnageant, puis conditionnée sous forme de vaccin avec un adjuvant [7, 8]. Bien que cette technique soit efficace, elle est lourde à utiliser, requérant jusqu'à trois à six mois pour fabriquer un vaccin pour chaque patient.

Plus récemment, les technologies d'ADN recombinant ont été utilisées pour générer des protéines idiotypiques avec pour objectif de raccourcir le délai de production de vaccin. Avec cette approche, les régions variables des chaînes lourde et légère de l'immunoglobuline tumorale sont amplifiées par PCR *(Polymerase Chain Reaction)* à partir d'une biopsie tumorale puis les produits de PCR sont insérés dans un vecteur d'expression pour produire la protéine idiotypique *in vitro* dans des cellules de mammifères, dans des cellules d'insecte, ou dans des bactéries [9, 10]. Cette technique permet de raccourcir le délai de production du vaccin à deux mois. Dans une autre approche, l'ADN recombinant codant l'idiotype est couplé à un ADN codant pour une protéine adjuvante et l'ADN est directement injecté au patient ; les cellules du patient se chargent alors de synthétiser la protéine *in vivo* [11].

■ Que peut-on conclure du développement préclinique ?

Il a été démontré pour la première fois en 1972 que la vaccination anti-idiotypique pouvait induire une réponse anticorps et supprimer la croissance des cellules tumorales dans un modèle murin de plasmocytome [12]. Cette observation a été confirmée ultérieurement dans différents modèles de lymphome, de myélome et de leucémie. Cependant, les réponses immunes et la protection antitumorale se sont avérées faibles quand les souris étaient immunisées avec les protéines idiotypiques seules. En 1987, il fut montré que l'immunité antitumorale était induite de façon optimale quand la protéine idiotypique était conjuguée à une protéine fortement immunogène comme la protéine KLH *(Keyhole Limpet Hemocyanin)* [13]. L'effet antitumoral avec cette combinaison était médié principalement par une réponse anticorps. En 1996, Kwak *et al.* démontrèrent que de faibles doses de GM-CSF augmentaient significativement la puissance du vaccin idiotype-KLH (Id-KLH) en induisant à la fois une réponse humorale et une réponse cellulaire T contre la tumeur [14]. Dans ce modèle, l'effet protecteur du vaccin était dépendant des lymphocytes T $CD4^+$ et $CD8^+$.

Ces résultats précliniques encourageants ont fourni le rationnel pour tester la vaccination anti-idiotypique dans les lymphomes B humains.

■ Où en sont aujourd'hui les essais cliniques ?

Les essais cliniques de vaccination thérapeutique dans le cancer ne suivent pas le modèle traditionnel de développement des médicaments de chimiothérapie. Ainsi, les études de sécurité en phase I chez les patients ayant une maladie maligne avancée (patients immunodéprimés) ne sont pas optimales, la toxicité du vaccin étant probablement liée à la réponse immune elle-même, déficiente chez ces patients. De plus, les réponses immunitaires induites par la vaccination sont probablement plus efficaces pour éliminer la maladie résiduelle plutôt que les fortes masses tumorales. Il semble donc approprié de réduire la masse tumorale avec la chimiothérapie, puis d'attendre une reconstitution immunitaire avant la vaccination. Par ailleurs, le critère d'évaluation est différent des essais classiques de médicaments : en effet, il paraît plus judicieux de déterminer le taux de rémission moléculaire plutôt qu'un taux brut de réponse. Pour ces différentes raisons, la majorité des essais cliniques de vaccination anti-idiotypique dans les lymphomes ont été réalisés après induction d'une rémission par chimiothérapie standard.

Un autre facteur à considérer dans ces essais cliniques sur les lymphomes B est l'utilisation du rituximab au cours du traitement d'induction. En effet, cet anticorps monoclonal entraîne une déplétion des cellules B malignes, mais aussi des cellules B normales. Par conséquent, les patients traités par rituximab ont théoriquement une faible probabilité de générer une réponse humorale à la suite d'une immunothérapie active.

■ Essais de phase I/II après chimiothérapie sans rituximab

En 1992, fut rapporté le premier essai de vaccination anti-idiotypique sur des patients humains atteints de lymphome folliculaire, en rémission après chimiothérapie [15]. Ce premier essai démontra que la vaccination par Id-KLH + adjuvant était sans risque et induisait une réponse immune contre l'idiotype tumoral chez des patients en réponse après chimiothérapie. Par la suite (1999), un essai de phase II fut réalisé sur vingt patients ayant un lymphome folliculaire en rémission après chimiothérapie [16]. Le vaccin fut bien toléré, le principal effet indésirable correspondant aux réactions locales au site d'injection. Cet essai démontra que la vaccination anti-idiotypique pouvait induire une réponse humorale, une réponse cellulaire T $CD4^+$ et $CD8^+$, et pouvait entraîner des rémissions moléculaires. Un troisième essai chez vingt-cinq patients porteurs d'un lymphome folliculaire en rémission après chimiothérapie confirma l'immunogénicité du vaccin Id-KLH + GM-CSF dans le cadre d'une maladie résiduelle minimale [17].

Pour améliorer la vaccination anti-idiotypique, quelques groupes ont évalué l'utilisation des cellules dendritiques pulsées avec l'idiotype chez des patients atteints de lymphome folliculaire [18]. L'immunogénicité de cette technique a été confirmée, mais une comparaison formelle avec le vaccin Id-KLH + GM-CSF serait nécessaire pour démontrer une éventuelle supériorité.

D'autres essais, enfin, ont évalué la vaccination anti-idiotypique à partir d'ADN ou à l'aide de liposomes [19, 20].

Essais de phase I/II en monothérapie

Deux études ont évalué l'efficacité de la vaccination sans administration de chimiothérapie préalable. Dans la première étude, trente-deux patients en rechute de lymphome indolent ont été vaccinés régulièrement jusqu'à progression de la maladie. Quatre patients sur les trente et un évaluables ont répondu (une réponse complète et trois réponses partielles) avec un délai médian de 5,9 mois. Le temps médian jusqu'à progression était de 13,5 mois [21].

Dans la deuxième étude, dix-huit patients atteints de lymphome B avancé ont été vaccinés. La tolérance a été correcte. Quelques réponses B et T ont été observées, mais l'évaluation clinique a été difficile compte tenu de l'hétérogénéité de la population [22].

Essais de phase I/II après chimiothérapie et rituximab

Récemment ont été rapportés les résultats d'une vaccination anti-idiotypique chez quatre vingt-neuf patients atteints d'un lymphome folliculaire naïf ou en rechute/réfractaire après traitement d'induction par rituximab seul. De façon intéressante, le taux de réponse globale est passé de 47 % à 63 % après vaccination [23]. Cette étude montre que des réponses T antitumorales peuvent être générées après vaccination anti-idiotypique, même en cas de déplétion B induite par le rituximab.

Essais de phase III

La forte immunogénicité et l'induction de rémissions cliniques et moléculaires obtenues avec les vaccins anti-idiotypiques couplés à la protéine KLH en association avec le GM-CSF (Id-KLH + GM-CSF), dans le cadre de faible masse tumorale ou de maladie résiduelle minimale, ont conduit à initier trois essais randomisés en double aveugle contre placebo afin de répondre définitivement à la question d'un bénéfice clinique de la vaccination.

La première de ces trois études, *BiovaxID*, sponsorisée par *Biovest International*, a été initiée par le *National Cancer Institute* américain (*ClinicalTrials.gov number*, NCT00091676). Plus de six cents patients présentant un lymphome folliculaire avancé non préalablement traité ont eu une biopsie ganglionnaire servant à produire le vaccin, avant de recevoir une chimiothérapie de type PACE ou R-CHOP. Les patients en réponse complète ont été randomisés entre immunisation spécifique (Id-KLH + GM-CSF) et immunisation non spécifique (KLH + GM-CSF). Le critère principal d'évaluation est la survie sans maladie.

Les deux autres essais de phase III évaluant la vaccination anti-idiotypique dans les lymphomes folliculaires, *Genitope* (*ClinicalTrials.gov number*, NCT00017290) et *Favrille* (*ClinicalTrials.gov number*, NCT00089115), diffèrent essentiellement quant au traitement d'induction et à la méthode de production de la protéine idiotypique (*Tableau I* et *Figure 1*). Concernant la production de la protéine idiotypique, la

Tableau I

Essais de phase III randomisés de vaccination anti-idiotypique. Dans les trois essais, les patients ont une biopsie ganglionnaire permettant la production du vaccin. Les patients reçoivent ensuite le traitement d'induction avant d'être randomisés entre le bras expérimental et le bras contrôle

Étude	Patients	Biopsie ganglionnaire	Traitement d'induction	Vaccination	Protocole de vaccination (nombre d'injections)	Critère principal d'évaluation
NCI/BiovaxID	Lymphome folliculaire non traité	Exérèse chirurgicale	PACE puis depuis 2004 R-CHOP × 6 à 8 J1 = J21	Id-KLH + GM-CSF ou KLH + GM-CSF	5	Survie sans maladie
Genitope	Lymphome folliculaire non traité	Biopsie à l'aiguille	CVP × 8 J1 = J21	Id-KLH + GM-CSF ou KLH + GM-CSF	7	Survie sans progression
Favrille	Lymphome folliculaire non traité ou en rechute	Biopsie à l'aiguille	Rituximab × 4 J1 = J8	Id-KLH + GM-CSF ou GM-CSF	Jusqu'à progression	Temps jusqu'à progression

PACE : prednisone, adriamycine, cyclophosphamide, étoposide ; CHOP : cyclophosphamide, adriamycine, vincristine, prednisone ; CVP : cyclophosphamide, vincristine, prednisone ; KLH : *keyhole limpet haemocyanin* ; GM-CSF : *granulocyte-macrophage colony-stimulating factor.*

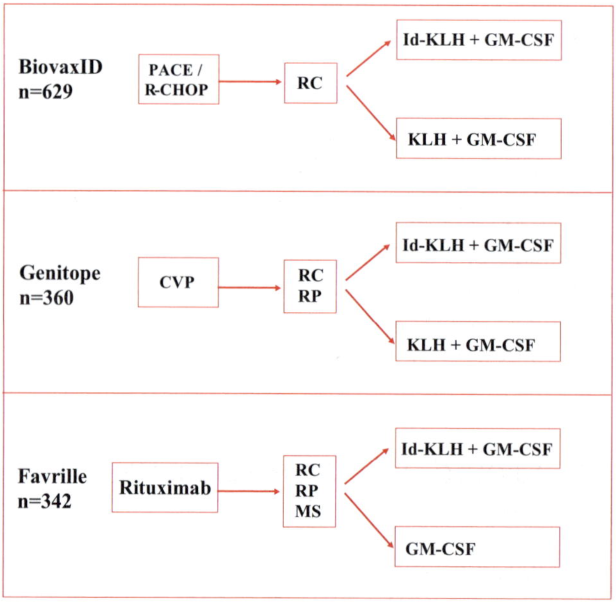

Figure 1. Schéma des trois essais de phase III (*BiovaxID, Genitope* et *Favrille*) étudiant l'intérêt de la vaccination anti-idiotypique dans les lymphomes folliculaires. Les traitements d'induction sont différents dans les trois essais : ainsi *BiovaxID* utilise une chimiothérapie à base d'anthracycline (PACE ou R-CHOP), *Genitope* utilise une chimiothérapie de type CVP (absence d'anthracycline) et l'essai *Favrille* uniquement le rituximab. De plus, seuls les patients en réponse complète (RC) sont vaccinés dans *BiovaxID*, alors que les patients en réponse partiels (RP) sont randomisés dans *Genitope*, auxquels il faut ajouter les patients ayant une maladie stable (MS) dans *Favrille*.

méthode des hybridomes est utilisée dans l'essai *BiovaxID*, alors que les essais *Genitope* et *Favrille* utilisent la technologie de l'ADN recombinant. Dans les trois études, la protéine idiotypique est conjuguée à la protéine KLH, et le GM-CSF est utilisé comme adjuvant.

Les premiers résultats concernant l'étude *Genitope* ont été présentés à la 10e *International Conference on Malignant Lymphoma* (Lugano, 4-7 juin 2008). Les patients ont été traités par huit cycles de CVP suivis d'un repos de six mois. Les patients en réponse complète ou partielle à l'issue des six mois ont été randomisés entre immunisation spécifique et non spécifique. Tous les patients ont reçu du GM-CSF à chaque immunisation et pendant les trois jours suivants. Sept injections ont été administrées sur vingt-quatre semaines. Au total, 287 patients ont été randomisés et 278 ont reçu au moins une immunisation. Une réponse immune anti-idiotypique a été observée chez 41 % des patients évaluables. Malgré cela, aucune différence statistique en terme de survie sans progression et de délai jusqu'au prochain traitement du lymphome n'a été mise en évidence entre le groupe immunothérapie spécifique et le groupe contrôle. Ces résultats préliminaires décevants doivent cependant être détaillés, en particulier sur le statut génétique concernant le polymorphisme des récepteurs de Fc, critère de réponse aux anticorps [24]. Les données des deux autres essais sont en attente.

■ Que peut-on conclure de ces essais ?

Les résultats des quelques études de phase I/II chez des patients atteints de lymphome folliculaire suggèrent que les vaccins anti-idiotype sont immunogènes et pourraient être associés à une meilleure survie sans progression ou sans maladie lorsqu'ils sont administrés dans le cadre d'une faible masse tumorale ou d'une maladie résiduelle minimale, respectivement. Les résultats définitifs de confirmation d'un éventuel bénéfice clinique dans les lymphomes folliculaires viendront de trois grands essais de phase III randomisés, actuellement en cours. Les résultats préliminaires de l'essai *Genitope* sont pour l'instant décevants.

■ Quelles sont aujourd'hui les perspectives de la vaccination anti-idiotypique ?

Quelle est la place de la vaccination à l'ère du rituximab et dans les lymphomes autres que folliculaires ? Nous avons précédemment vu que des réponses antitumorales pouvaient être générées après vaccination anti-idiotypique dans les lymphomes folliculaires, même en cas de déplétion B induite par le rituximab [23]. Les effets de cette déplétion B induite par le rituximab sur l'immunogénicité du vaccin anti-idiotype ont été récemment évalués dans une étude pilote sur les lymphomes à cellules du manteau [25] : vingt-six patients ont reçu une chimiothérapie par

R-EPOCH, suivie douze semaines plus tard par une injection mensuelle de vaccin pendant cinq mois. Comme cela était attendu, les cellules B circulantes n'étaient plus détectables en fin de chimiothérapie puis ont commencé à réapparaître à six mois de la chimiothérapie pour se normaliser au bout d'un an. Malgré l'utilisation de rituximab, une réponse anticorps contre la protéine KLH et l'idiotype a été détectée chez 74 % et 30 % des patients respectivement. Cette réponse humorale était décalée dans le temps, et corrélait avec la reconstitution B. À l'inverse, les réponses $CD4^+$ et $CD8^+$ antitumorales ont été fortes et précoces, chez 87 % et 100 % des patients respectivement, en l'absence de cellules B circulantes. Ces résultats suggèrent, d'une part, que les cellules présentatrices d'antigène professionnelles comme les cellules dendritiques peuvent présenter efficacement les antigènes aux cellules T en l'absence de cellules B, et, d'autre part, que des lymphomes autres que folliculaires pourraient bénéficier d'une immunothérapie active.

Références

1. Horning SJ, Rosenberg SA. The natural history of initially untreated low-grade non-Hodgkin's lymphomas. *N Engl J Med* 1984;311(23):1471-5.

2. McLaughlin P. The role of interferon in the therapy of low grade lymphoma. *Leuk Lymphoma* 1993;10 Suppl.:17-20.

3. Gisselbrecht C, *et al.* Interleukin-2 treatment in lymphoma: a phase II multicenter study. *Blood* 1994;83(8):2081-5.

4. Weber JS, *et al.* The use of interleukin-2 and lymphokine-activated killer cells for the treatment of patients with non-Hodgkin's lymphoma. *J Clin Oncol* 1992;10(1):33-40.

5. Dave SS, *et al.* Prediction of survival in follicular lymphoma based on molecular features of tumor-infiltrating immune cells. *N Engl J Med* 2004;351(21):2159-69.

6. Thomson KJ, Mackinnon S. Role of allogeneic transplantation in low-grade lymphoma and chronic lymphocytic leukemia. *Curr Opin Hematol* 2006;13(4):273-9.

7. Carroll WL, *et al.* Mouse x human heterohybridomas as fusion partners with human B cell tumors. *J Immunol Methods* 1986;89(1):61-72.

8. Lee ST, *et al.* BiovaxID: a personalized therapeutic cancer vaccine for non-Hodgkin's lymphoma. *Expert Opin Biol Ther* 2007;7(1):113-22.

9. Hurvitz SA, Timmerman JM. Recombinant, tumour-derived idiotype vaccination for indolent B cell non-Hodgkin's lymphomas: a focus on FavId. *Expert Opin Biol Ther* 2005;5(6):841-52.

10. Kanter G, *et al.* Cell-free production of scFv fusion proteins: an efficient approach for personalized lymphoma vaccines. *Blood* 2007;109(8):3393-9.

11. Stevenson FK, *et al.* DNA vaccines to attack cancer. *Proc Natl Acad Sci USA* 2004;101 Suppl. 2:14646-52.

12. Lynch RG, *et al.* Myeloma proteins as tumor-specific transplantation antigens. *Proc Natl Acad Sci USA* 1972;69(6):1540-4.

13. Kaminski MS, *et al.* Idiotype vaccination against murine B cell lymphoma. Inhibition of tumor immunity by free idiotype protein. *J Immunol* 1987;138(4):1289-96.

14. Kwak LW, *et al.* Vaccination with syngeneic, lymphoma-derived immunoglobulin idiotype combined with granulocyte/macrophage colony-stimulating factor primes mice for a protective T-cell response. *Proc Natl Acad Sci USA* 1996;93(20):10972-7.

15. Kwak LW, *et al.* Induction of immune responses in patients with B-cell lymphoma against the surface-immunoglobulin idiotype expressed by their tumors. *N Engl J Med* 1992;327(17):1209-15.

16. Bendandi M, *et al.* Complete molecular remissions induced by patient-specific vaccination plus granulocyte-monocyte